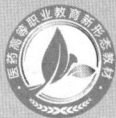

医药高等职业教育新形态教材

基本公共卫生服务技术

（供预防医学、临床医学、公共卫生管理、健康管理及相关专业用）

主　编　蒋金金　丁世彬

编　者　（以姓氏笔画为序）

丁世彬（江苏医药职业学院）

蒋金金（江苏医药职业学院）

中国健康传媒集团

中国医药科技出版社

内 容 提 要

本教材为"医药高等职业教育新形态教材"之一，全书介绍了国家基本公共卫生服务项目共计12项，共分为5章，包括绪论、基本公共卫生服务技术、特殊人群公共卫生服务技术、疾病管理服务技术、其他公共卫生服务技术等。主要介绍了初级卫生保健的内容、疾病三级预防策略的内容、国家基本公共卫生概述、居民健康档案管理、健康教育、预防接种、0~6岁儿童健康管理、孕产妇管理、老年人健康管理、慢性病患者健康管理、严重精神障碍患者管理、肺结核患者健康管理等内容。本教材为书网融合教材，即纸质教材有机融合电子教材、教学配套资源，使教学资源更加多样化、立体化。

本教材主要供高等职业院校预防医学、临床医学、公共卫生管理、健康管理及相关专业师生教学使用，也可作为基层医疗卫生机构预防保健科医生、社区医生等相关行业人员的参考用书。

图书在版编目（CIP）数据

基本公共卫生服务技术 / 蒋金金，丁世彬主编.
北京：中国医药科技出版社，2024.11. -- （医药高等职业教育新形态教材）. -- ISBN 978-7-5214-4945-7

Ⅰ. R199.2

中国国家版本馆CIP数据核字第2024HC7508号

美术编辑　陈君杞
版式设计　友全图文

出版　**中国健康传媒集团** | 中国医药科技出版社
地址　北京市海淀区文慧园北路甲22号
邮编　100082
电话　发行：010-62227427　邮购：010-62236938
网址　www.cmstp.com
规格　787 × 1092mm ¹/₁₆
印张　10 ¹/₂
字数　226千字
版次　2024年11月第1版
印次　2024年11月第1次印刷
印刷　北京印刷集团有限责任公司
经销　全国各地新华书店
书号　ISBN 978-7-5214-4945-7
定价　**55.00元**

获取新书信息、投稿、为图书纠错，请扫码联系我们。

医药高等职业教育新形态教材

建设指导委员会

医药高等职业教育新形态教材

评审委员会

前　言

急救护理技术是一门临床技术应用性课程，主要研究如何在院前急救现场、院内急诊科及ICU对各类危急重症患者进行救治、监护和科学管理。通过本门课程的学习，不仅要强化学生的急救意识，综合运用前期的基础医学课程和护理专业课程知识与技能，针对性地掌握常用急救护理技术，更要体现学生能力发展的要求和急救护理岗位的特点，为今后从事急救护理工作奠定基础。

全书分五个项目共十六个任务，介绍了急救医疗服务体系、院前急救、院内急诊科救护、ICU救护、综合技能救护，与岗位对接，从易到难、由简到繁，密切联系理论与实践，让学生将专业知识的学习与完成真实的临床工作任务相结合，拓展学生的知识面，增加教材的实用性，真正实现"教－学－做"一体化，突出对学生急救意识、团队协作和临床评判性思维能力的培养。

本教材采用新型编写模式，内容力求科学、精炼、实用，紧扣护士执业资格考试大纲，通过任务导入、学习目标、知识回顾、任务实施、任务评价、任务总结、目标检测等模块的设计，其间融入思政案例，体现临床急救护理救死扶伤、人文关怀、沟通交流、团队协作等理念，旨在培养满足岗位需求、教学需求和社会需求，有温度、有情怀的具有职业核心能力的高素质技能型急救护理人才。

本教材的编写得到了各位参编人员的大力支持及临床一线专家的悉心指导，在此深表谢意！受编写人员水平所限，书中难免会有疏漏之处，敬请广大读者批评指正，以便修订时完善。

编　者
2022年9月

目　录

项目一　急救医疗服务体系

👉 任务导入

情境案例：国道上有一辆大型货车突然失控，在撞倒中间的隔离墩后与对向车道一满载乘客的中巴车迎面相撞，并双双坠入路基下3m的水塘，部分乘客被抛出车窗外而落水。请问：应该如何快速地救护患者？

📖 学习目标

知识目标：能说出急救医疗服务体系的组成。

技能目标：能运用所学知识，对急救医疗服务体系进行管理。

素质目标：具有"时间就是生命"的急救意识，能向民众传播第一目击者急救的重要性。

📚 知识回顾

• 相关知识 •

急救医疗服务体系（emergency medical service system，EMSS）是指是集院前急救、院内急诊科诊治、重症监护病房（ICU）救治和各专科的"生命绿色通道"为一体的为急危重患者实施救护服务的急救网络。

20世纪80年代，随着北京急救中心的建立，我国急救医疗服务体系初步形成。一个组织结构严密、完善的急救医疗服务体系，能在最短的时间内，把最有效的医疗救护服务连续地、系统地提供给急危重症患者，其主要参与人员有第一目击者、院前急救医护人员、院内急诊科的医护人员。现如今，我国已基本建成符合国情、覆盖城乡、功能完善、反应灵敏、运转协调、持续发展的医疗救治体系。

• 急救医疗服务体系的管理 •

1.畅通先进的急救通信设备　全国整体急救医疗网络也在不断完善中，设置了统一的通讯联络号码为"120"的急救专线电话，城市的主要医疗机构还设立有急救专线电话，部分地区开始试行医疗急救电话"120"、公安报警电话"110"、火警电话"119"以及交通事故报警电话"122"等系统的联动机制，一些发达城市还积极探索海、陆、空立体救援新模式。

2.**装备良好的急救运输工具** 院前急救中心或急救站需具备含有现代急救仪器装备的运输工具，目前，我国急救运输工具多数地区以救护车为主，沿海、林牧区及有条件的城市，有急救直升机或快艇。

3.**素质过硬的急救专业人员** 院前急救中心需配备技术精良、训练有素的专业急救人员，一般由城市急救医疗单位人员、二级或三级综合医院的各级医务人员和红十字初级卫生人员组成。

4.**布局合理的急救医疗网络** 国卫医发〔2020〕19号文件《关于印发进一步完善院前医疗急救服务指导意见的通知》指出，到2025年，建成与我国社会经济发展水平相适应的政府主导、覆盖城乡、运行高效、服务优质的省、地市、县三级院前医疗急救服务体系，院前医疗急救人才队伍长足发展，服务保障能力全面提升，社会公众急救技能广泛普及。

5.**意识普及的第一目击急救** 现代急救医学理念突出院前急救的重要性，公众健康、急救知识和技能普及教育及培训是减少意外伤亡的最有效手段。充分调动社会力量在事发的第一时间、第一现场对患者实施初步救治，可以有效提高急危重症患者院前抢救成功率。

📖 任务实施

完整的EMSS包括完善的通讯指挥系统、现场急救组织、有监测和急救装置的运输工具、高水平的医院内急诊服务机构、重症监护病房，其流程为"120"呼救→救护车出诊→现场救护→转送至医院并监护→生命绿色通道→就医。

• 院前急救 •

1.**院前急救** 它是急救医学的首要环节和重要基础，是指在医院以外，由医护人员或第一目击者对急危重症患者进行的现场紧急救护和转运途中的医疗救护，包括呼救、现场救护、转运途中监护等环节，即通讯、运输、医疗（急救技术）被认为是院前急救的三大要素。

2.**急救半径** 是指急救单元执行院前急救服务区域的半径，即院前急救服务范围的最长直线辐射距离。缩小急救半径是急救单元能快速到达现场的重要条件之一，布局合理的院前急救医疗网络，城市地区服务半径不超过5km，农村地区服务半径10~20km。

3.**急救反应时间** 是指急救中心接到呼救电话至救护车到达现场所需要的时间。

4.**急救平均反应时间** 是指区域内每次反应时间的平均值，是反映急救速度和评价院前急救水平的主要客观指标。

城市急救中心（站）及各级急救站承担院前急救医疗保障服务，其主要任务如下。

（1）负责本区域内院前急救医疗保障服务，以及为国际、国内重要会议，重大活动及上级部门指派的其他相关任务提供院前急救医疗保障服务。

（2）承担各类突发性事件的现场紧急医疗指挥和救援工作。

（3）与相关医疗机构沟通和联系，建立和完善医疗救援的绿色通道，负责制定本地区院前急救医疗工作规范、质量监督控制考核标准及相关管理制度。

（4）建立并完善本区域范围内的急救网络，负责急救信息收集、处理和贮存以及急救业务培训和考核，急救知识普及宣传等工作。

● 院内急诊科救护 ●

急诊科救治是院前急救的延续，是急救医疗服务体系的第二个重要环节。急诊科24小时开放，是医院内急诊科（室）或急诊医学中心对接收的各种急危重症患者进行救治和监护的场所，是院内急危重症患者最集中、病种最多、抢救和管理任务最重的科室，是所有急诊患者入院治疗的必经之路，承担着急诊、急救、灾害救护、开展急救教学、科研及培训的任务。

随着院内院外一体化建设进程的推进，院内与院前沟通机制更加完善，衔接更加通畅。多数城市大型医院设急救专线电话，部分发达地区建立了各急救网络医院与救护车连接系统。对于急需进行专科救治的部分伤病员，急救中心与有相应救治能力的医院建立急救绿色通道，通过网络技术有效利用院前急救的信息资源，在患者到达医院之前就做好准备，以缩短患者就诊时间、提高救治成功率。患者经急诊科处理后，部分治愈出院；部分住院继续治疗；部分需收入重症监护病房进一步救治。

● 重症监护病房救护 ●

随着危重症医学的发展，危重患者救护水平得到较大发展，重症监护病房（ICU）的设立体现了急救医疗服务体系的整体性、连续性。ICU具有训练有素的专业人员、完善的治疗环境、充足的药物储备和先进的监测设备，可以对急危重症患者（如心搏骤停，呼吸骤停，休克，昏迷，多器官功能衰竭，严重水、电解质、酸碱平衡紊乱，急性多发性创伤等）进行紧急或延续性支持治疗，显著提高了急危重症患者的治愈率，降低各种并发症的发生率和死亡率。现如今，ICU的规模、精密监护治疗仪器的配置质量、医护人员的专业救护水平及临床实践能力，成为一个国家、一所医院急救医疗水平的主要标准。

📝 任务总结

_____

_____

_____

_____

_____

🧑‍⚕️ 思政元素：敬佑生命

生死时速，倾力救助
新疆哈密直升机跨越天山运送危重患者

新疆哈密市伊吾县一名工厂员工突发脑梗死，意识不清，情况危急。当地卫生院抢救后认为需要立即将患者送往哈密市伊州区进一步抢救。伊吾县迅速启动应急预案，派出应急管理救援直升机运送患者，"120"急救人员和公安、城市执法等部门通力合作，上演了一场生死时速，仅在1小时内翻越天山（平时需要3小时），将患者及家属及时送往指定地点。该患者被转运至哈密中心医院，心内科重症监护室、呼吸科、神经外科专家第一时间参与该患者的抢救。

这是一个真实发生且典型的应急管理等多部门联动救人的故事，反映并强调了人命至重、有贵千金，引导学生树立"时间就是生命"的急救意识。

目标检测

1.下列不属于急救医疗服务体系（EMSS）组成的是（　　）

  A.院前急救　　　　　　　　　　B.重症监护病房（ICU）

  C.急诊科　　　　　　　　　　　D.手术室

  E.航空救援中心

2.李奶奶在公园散步，行走时突然跌倒在地。进行最初救护的人员最好是（　　）

  A.家属　　　　　　　　　　　　B.交通警察

  C.第一目击者　　　　　　　　　D.医疗单位

  E.红十字卫生员

3.急诊科是急救医疗服务体系中的（　　）

  A.第一环节   B.第二环节   C.第三环节

  D.第四环节   E.第五环节

4.全国统一通讯联络的急救电话是（　　）

  A. 120   B. 110   C. 119

  D. 122   E. 999

5.EMSS的管理要求不包括（　　）

  A.完善的通讯指挥系统   B.现场救护

  C.有监测和急救装置的运输工具   D.高水平的医院急诊服务

  E.积极治疗原发病

✏️ 课后笔记

（闻　纯）

项目二　院前急救

任务一　现场心肺复苏术

☞ 任务导入

　　情境案例：患者，男性，68岁。既往有冠心病病史。今晨买菜回来的路上，突然倒地，面色苍白，呼之不应，胸廓无起伏。请问：若你是第一目击者，如何做可挽救该患者的生命？

📖 学习目标

　　知识目标：能说出现场心肺复苏术的主要操作步骤、要点及注意事项。

　　技能目标：可以及时、准确地识别心搏骤停，正确实施现场心肺复苏术，并判断救护是否有效。

　　素质目标：具有"时间就是生命"的急救意识，能描述团结协作在救护中的重要性。

📚 知识回顾

• 相关知识 •

　　1.心搏骤停（cardiac arrest）　是指由于各种原因造成的心脏突然停止搏动，有效射血功能丧失。心搏骤停后患者进入"临床死亡"（clinical death）阶段。此时，若及时给予正确有效的复苏措施，则有可能挽救患者的生命；否则可导致猝死。

　　2.心肺复苏（cardio-pulmonary resuscitation，CPR）　是针对心跳、呼吸停止患者的抢救措施，即用心脏按压形成人工循环、用人工呼吸代替自主呼吸以促使患者恢复心跳和呼吸。

　　3.生命链　针对心搏骤停患者，目前美国心脏协会（American Heart Association，AHA）2020年更新的"生存链"主要包括6个环节。

　　（1）院前"生存链"　①尽早启动应急反应系统；②高质量CPR；③尽早除颤；④高级生命支持；⑤心搏骤停恢复自主循环后治疗；⑥康复（图2-1）。

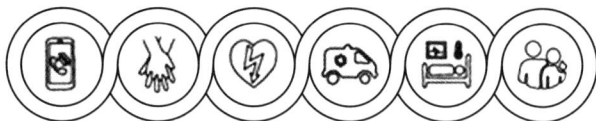

图 2-1　院前"生存链"

（2）院内"生存链"　①早期识别与预防；②尽早启动应急反应系统；③高质量 CPR；④快速除颤；⑤心搏骤停恢复自主循环后治疗；⑥康复（图 2-2）。

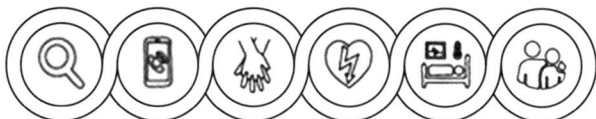

图 2-2　院内"生存链"

● 心搏骤停的临床表现 ●

（1）意识突然丧失，或伴有短暂的抽搐。

（2）大动脉搏动消失，血压测不出。

（3）呼吸断续或呈叹息样，随后停止。

（4）面色、口唇、甲床、皮肤等呈苍白或青紫。

（5）瞳孔散大或固定，对光无反射。

● 心搏骤停的诊断依据 ●

患者突然意识丧失伴大动脉（如颈动脉、股动脉）搏动消失，是心搏骤停的主要诊断标准。若在心电监护状态下发生，则通过心电监护很容易诊断。非专业人员发现患者意识丧失且无自主呼吸，则视为患者发生心搏、呼吸停止。

一旦确诊心搏骤停，应立即抢救，进行心肺复苏。

📖 任务实施

● 评估 ●

1.评估环境　首先评估患者周围环境，确保环境安全。

2.评估伤情

（1）判断意识　轻拍重喊：轻拍患者肩部，同时在其两侧耳部大声喊叫，若患者无反应，说明意识丧失。

（2）判断脉搏、呼吸　施救者若为专业人员，触摸患者颈动脉有无搏动的同时判断呼吸（图 2-3）；非专业人员直接观察胸廓有无起伏判断呼吸。判断时间一般不少于5秒、不超过10秒。如颈动脉触摸不到，没有呼吸或仅仅是喘息，说明患者发生心搏骤停。

图2-3 同时判断脉搏、呼吸

3.立即呼救 确认患者意识丧失后立即呼救，尽早拨打"120"、启动EMSS，获取AED。

• 准备 •

心肺复苏模拟人1个、无菌纱布2块（或无菌纱布1块、便携面罩1个）。

• 实施 •

1.患者体位 迅速将患者置于平地或硬板床上，仰卧位，使患者的头、颈、躯干成一直线，双手放于躯干两侧，身体没有扭曲。解开其衣领、松开腰带，暴露胸部。

2.胸外心脏按压"C"

（1）按压部位 胸骨下段（胸骨中、下1/3交界处）；或男性两乳头连线中点（图2-4）。

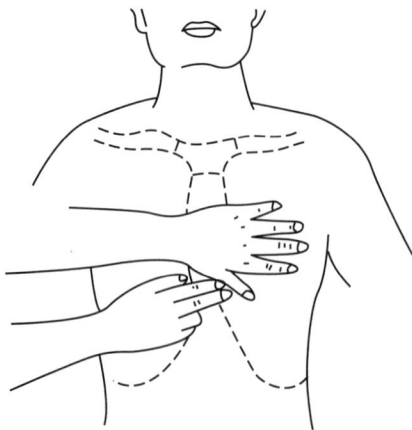

图2-4 胸外心脏按压部位

（2）按压姿势与方法　施救者位于患者肩颈侧旁，两掌跟交叠置于按压点，上半身前倾，腕、肘、肩关节伸直，双上肢绷紧垂直于患者胸壁，两手手指交叉紧扣、翘起、脱离胸壁（图2-5），以髋关节为支点，利用上半身重量垂直向下用力按压，随后放松使胸廓自行复位（图2-6）。按压与放松的时间相等，按压应连续、有规律，尽可能减少中断；如有中断，控制按压中断时间在10秒以内。

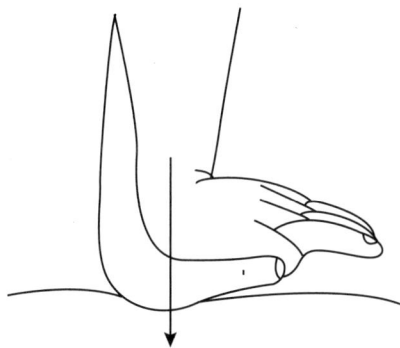

图 2-5　胸外心脏按压手法

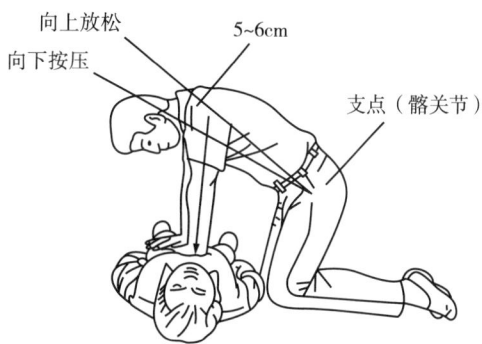

图 2-6　胸外心脏按压姿势

（3）按压深度　胸廓前后径的1/3，即成人为至少5cm，最好不超过6cm。

（4）按压频率　100~120次/分，连续按压30次（15~18秒内完成）后进行人工呼吸。

3.开放气道"A"

（1）清除呼吸道异物　在开放气道之前，检查患者颈部有无损伤，无损伤时将患者的头偏向一侧，检查患者口腔有无异物及活动性义齿。如有，可将纱布缠在手指上清除口腔异物、取出活动性义齿。

（2）开放气道　根据患者的伤情选择不同开放气道的方法。

1）仰头举颏法：颈部无损伤时常用此法开放气道。施救者一手的小鱼际置于患者前额与发际交界处，用力向后压使其头后仰，同时，另一手的示、中两指将颏部向上、前提起下颌，使下颌角与耳垂的连线与地面垂直。注意：施救者的示、中指不要压住颏下软组织，以免阻塞气道（图2-7）。

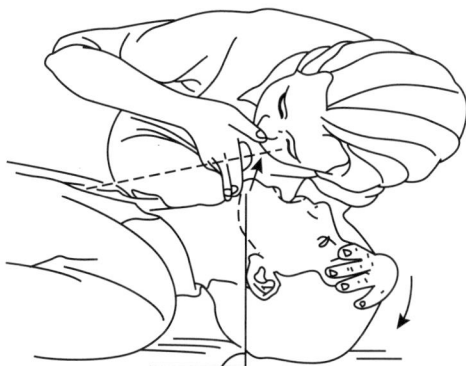

图 2-7　仰头举颏法

2）双下颌上提法：适用于颈椎损伤或怀疑有颈椎损伤者。施救者两侧肘部支撑在患者头部两侧的平面上，两手拇指分别置于患者两侧口角旁，其余四指托住两侧下颌骨，用力向上抬起下颌，以开放气道（图2-8）。

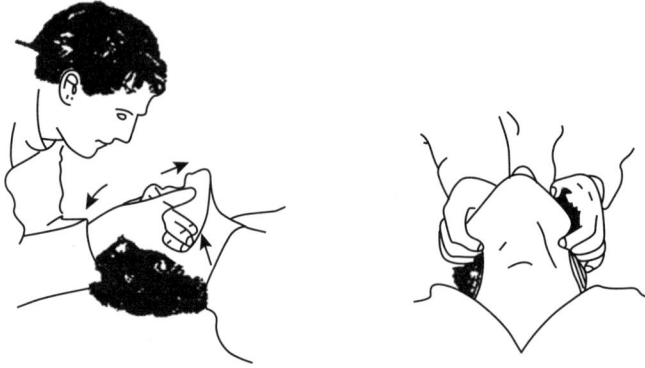

图2-8　双下颌上提法

4. 人工呼吸 "B"　口对口人工呼吸，简单易行、潮气量大，是呼吸复苏的首选方法。保持气道开放；施救者用开放气道时压在患者前额那只手的拇指、示指捏紧患者的鼻孔，另一手将嘴唇分开；吸气后，施救者的嘴完全包住患者的口（或将便携面罩压紧患者口鼻不漏气），然后用力向内吹气，吹气时间约1秒。同时，观察胸廓抬起情况。随后立即与患者口部脱离的同时松开鼻孔，患者借胸廓和肺的弹性回缩被动地完成呼气，胸廓下落；施救者换气（图2-9）。连续吹气2次。单纯的人工呼吸频率为6秒/次，每次吹气量为500~600ml。注意：①口对口人工呼吸成功的三个前提条件为气道充分打开、鼻孔捏紧、施救者的口包紧患者的口不漏气；②人工呼吸成功的标志是患者胸部抬起。

图2-9　口对口人工呼吸

连续30次的胸外心脏按压后，吹气2次，如此反复进行，5个循环为一个周期

（图2-10）。成人心肺复苏，无论单人操作还是双人操作，胸外心脏按压与人工呼吸之比均为30∶2。

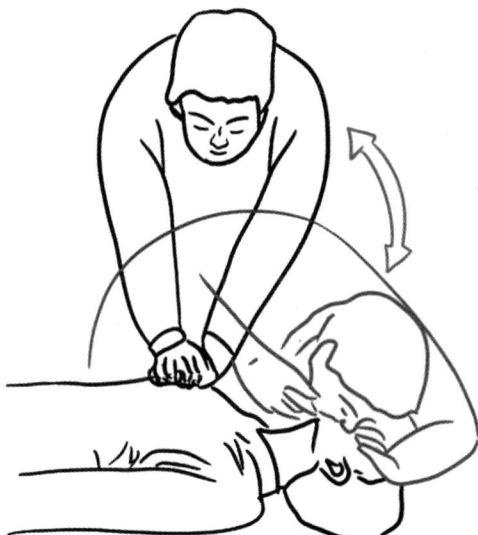

图 2-10　按压、吹气交替反复

5.评价　如前评估时的方法一样，同时判断脉搏和呼吸，可触及大动脉搏动、观察到自主呼吸，说明复苏有效；此时，患者的面色、口唇、甲床、皮肤由于自主循环恢复，发绀或苍白会减轻或消失，转为红润；借助手电筒，可发现患者散大的瞳孔变小，对光反应存在。

若仍未评估到脉搏和呼吸，继续进行CPR。

● 整理 ●

操作结束后，为患者安置复苏体位，密切观察病情，尽快送医院进行高级心血管生命支持；整理操作用物，记录抢救过程等。

任务评价

项目		内容	分值	扣分
心肺复苏技术流程	判断与呼救（9分）	• 判断意识，报告结果	3	
		• 同时判断呼吸、大动脉搏动，5~10秒钟完成，报告结果	3	
		• 意识丧失后，立即呼救	3	
	安置体位（6分）	• 将患者安置于硬板床，或平坦的地面上，取仰卧位	2	
		• 去枕，头、颈、躯干在同一轴线上	2	
		• 双手放于两侧，身体无扭曲（口述）	2	

续表

项目		内容	分值	扣分
心肺复苏技术流程	心脏按压（20分）	• 抢救者立于患者一侧	2	
		• 解开衣领、腰带，暴露患者胸腹部	2	
		• 按压部位：胸骨中下1/3交界处	3	
		• 按压方法：两手掌根部重叠置于按压部位，手指翘起不接触胸壁，上半身前倾，两臂伸直垂直向下用力按压	5	
		• 按压幅度：胸骨下陷5~6cm	4	
		• 按压频率：100~120次/分	4	
	开放气道（10分）	• 检查颈部有无损伤	2	
		• 检查口腔，清除口腔异物	2	
		• 取出活动义齿（口述）	2	
		• 根据患者情况采取合适方法开放气道	4	
	人工呼吸（16分）	• 捏住患者鼻孔，吸一口气，包紧患者口唇，吹气至患者胸廓抬起	6	
		• 吹气时，观察胸廓情况	2	
		• 连续2次	4	
		• 按压与人工呼吸之比：30∶2，连续5个循环	4	
	判断复苏效果（10分）	操作5个循环后，判断并报告复苏效果		
		• 颈动脉恢复搏动	2	
		• 自主呼吸恢复	2	
		• 散大的瞳孔缩小，对光反射存在	2	
		• 收缩压大于60mmHg（体现测血压动作）	2	
		• 面色、口唇、甲床和皮肤色泽转红	2	
	整理记录（6分）	• 整理用物，分类处置	2	
		• 七步洗手	2	
		• 记录患者病情变化和抢救情况	2	
	评价（10分）	• 正确完成5个循环复苏，人工呼吸与心脏按压指标显示有效（以打印单为准）	10	
综合评价	规范熟练（8分）	• 程序正确，操作规范，动作熟练	2	
		• 用物准备齐全	2	
		• 垃圾分类处理	2	
		• 按时完成（5分钟内）	2	
	护患沟通（5分）	• 态度和蔼，自然真切，没有表演痕迹	5	
	得分			

📝 任务总结

_____

_____

_____

_____

_____

👨‍⚕️ 思政元素：敬佑生命

生命第一，时效为先——守护"心"的健康

外卖小哥倒地不起，勇敢护士按压施救

2020年4月14日晚，东莞市某医院内科护士黄某去江边兜风，在经过道滘镇大钟楼路口时，看见路边有人围观一名倒在地上的外卖小哥，但一直没人敢上前帮忙。黄某立刻上前，发现该男子无反应，只有濒死样喘息，随即呼吸停止，无颈动脉搏动，她立即自报身份并发动周围人群帮忙，齐心协力将该男子翻动躺平，对其实施现场心脏按压。因抓住了心脏骤停后的"黄金抢救时间"，经过实施心肺复苏术，该男子恢复了呼吸和心跳，被赶到的救护车转运到医院进一步行高级心血管生命支持治疗。

黄某后来并没把这事放在心上，因为她觉得这是医务工作者应该做的，是一件再普通不过的事。直到4月21日晚，东莞市公安局官方抖音号上曝光了这位美丽的白衣天使跪地救人的视频，视频在网络上热传，无数人为她点赞。

这是一个温暖的故事：一名护士视救死扶伤为己任、通过及时的心肺复苏术拯救了一个宝贵的生命。这个榜样诠释了正确且及时院外急救的重要性，引导学生热爱生命、尊重生命，守护"心"的健康，鼓励学生接过前辈手中的蜡烛，传递爱的力量。

目标检测

1.心肺复苏术的适应证是（　　）

　A.没有反应、没有呼吸、没有脉搏的患者

　B.没有反应、有脉搏、有呼吸的患者

C.有反应、有脉搏但呼吸困难 的患者

D.有反应、有呼吸困难但脉搏低于60次/分的患者

E.有反应、有脉搏、有呼吸的患者

2.判断患者呼吸、心跳停止的时间应不超过（　　）

A. 5秒 　　　　　　　B. 7秒 　　　　　　　C. 8秒

D. 10秒 　　　　　　E. 15秒

3.心肺复苏（CPR）C、A、B三个步骤中的"C"是指（　　）

A.胸外心脏按压 　　　B.人工呼吸 　　　　C.清理口腔异物

D.开放气道 　　　　　E.头部降温

4.成人心肺复苏时胸外心脏按压的深度是（　　）

A. 4cm 　　　　　　　B. 4~5cm 　　　　　C.至少5cm

D. 5~6cm 　　　　　　E. 6cm

5.心肺复苏时胸外心脏按压的频率是（　　）

A. 80次/分 　　　　　B. 80~100次/分 　　　C. 100次/分

D. 100~120次/分 　　　E. 120次/分以上

✎ 课后笔记

_____

_____

_____

_____

_____

（闻　纯　魏志明）

任务二　自动体外除颤器的使用

👉 任务导入

情境案例：患者，男性，58岁。既往有冠心病病史。今晨买菜回来的路上，突然倒地，面色苍白，呼之不应，胸廓无起伏。你作为第一目击者，已经启动EMSS，请求周围人员帮忙获取自动体外除颤器（AED），并及时给该患者进行心肺复苏术。请问：当AED到场后，应该如何使用它去挽救该患者生命？

📋 学习目标

知识目标：能说出自动体外除颤器使用的主要操作步骤、要点及注意事项。

技能目标：可以及时、准确地识别心搏骤停，正确使用自动体外除颤器。

素质目标：具有"时间就是生命"的急救意识，能描述团结协作在救护中的重要性。

📚 知识回顾

• 相关知识 •

心搏骤停时最常见的心电图表现是心室颤动，而终止心室颤动最有效的方法就是电除颤。除颤的时间至关重要，每延迟除颤1分钟，复苏成功率就下降7%~10%，因此，心搏骤停后在尽早开始CPR的同时要尽早获取除颤仪行电除颤。

自动体外除颤器（automated external defibrillator，AED）是一种便携式的除颤仪器，它可以自动判读患者的心律，识别出心室颤动和无脉性室性心动过速的心律，并决定给予电击。AED有语音提示和屏幕显示，操作简便易行，是一种可以被非专业人员使用（第一目击者最早使用）的用于抢救心搏骤停患者的医疗设备。目前，全国已有众多公共场所配置AED等急救设施。

• 基本原理 •

借用除颤器向患者胸廓放电或直接作用于心脏，足够的电能可使全部或大部分心肌在瞬间同时发生除极化，心脏自律性最高的窦房结则重新引发心脏电活动，从而恢复有规律的窦性心律。

15

📖 任务实施

• 评估 •

1.**评估环境** 首先评估患者周围环境，确保环境安全。

2.**评估伤情**

（1）**判断意识** 同任务一现场心肺复苏术。

（2）**判断脉搏、呼吸** 同任务一现场心肺复苏术。

3.**立即呼救** 同任务一现场心肺复苏术。

患者若无反应、无呼吸、无脉搏，立即CPR、获取AED。

• 准备 •

心肺复苏模拟人1个、AED训练机1台。

• 实施 •

1.**开启AED** 获取AED后，打开仪器外包装，开启机器。

2.**根据语音提示操作**

（1）**患者准备** 去除患者胸前衣物，暴露胸壁，AED电极片需要直接贴在胸壁上，不可以贴在衣服外面。

（2）**贴电极片** 取出电极片，按电极片上的图示，将电极片贴在患者的胸壁上。成人电极片上图示一个电极片贴于患者胸骨右缘锁骨下方，另一个电极片贴于患者心尖部（左侧乳头的外下方）（图2-11）。

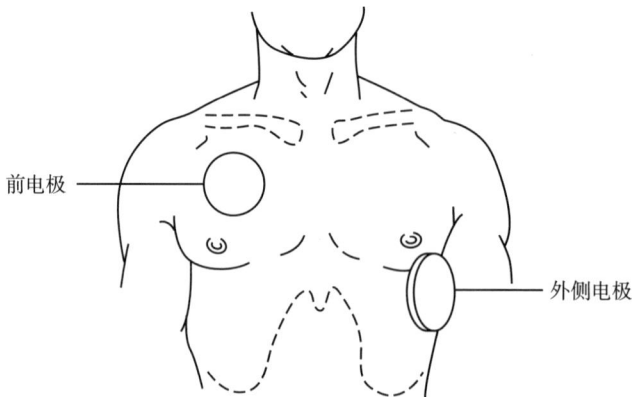

图2-11 院前电极片粘贴位置

（3）**连接导联线** 先将导联线与电极片连接，再连接到AED机器上。

（4）**分析心律** 为准确获取患者心律情况，操作者及周围人员请不要接触患者。

（5）是否建议电击　如果AED识别出心室颤动和无脉性室性心动过速的心律，则会建议电击，否则，AED会发出不建议电击的语音。建议电击时，机器会自动充电。不建议电击时，请继续CPR。

（6）远离患者　所有救护人员都请不要接触患者。操作者核实无任何人与患者和电极有直接或间接的接触，以便接下来实施安全电击。

（7）放电　按下放电按钮。

（8）继续CPR　如患者心律未转复成功，约2分钟后AED会再次从分析心律进行语音提示，反复进行。

3.注意事项

（1）AED电极片应该贴在患者裸露的胸壁上，不可贴在衣服外面。

（2）若患者在水中，必须将其从水中移出，并擦干胸壁后再使用AED。

（3）不可以在起搏器正上方粘贴电极片。

• 整理 •

操作结束后，为患者安置复苏体位，密切观察病情，尽快送医院进一步生命支持；整理操作用物，记录抢救过程等。

📖 任务评价

项目		内容	分值	扣分
自动体外除颤器的使用流程	判断与呼救（9分）	• 判断意识，报告结果	3	
		• 同时判断呼吸、大动脉搏动，5~10秒钟完成，报告结果	3	
		• 意识丧失立即呼叫，尽早启动EMSS，获取AED	3	
	安置体位（6分）	• 将患者安置于硬板床，或平坦的地面上，取仰卧位	2	
		• 去枕，头、颈、躯干在同一轴线上	2	
		• 双手放于两侧，身体无扭曲（口述）	2	
	立即CPR（5分）	• 抢救者立于患者一侧，立即按C–A–B顺序开始CPR	5	
	开启AED电源（20分）	• AED到达后，立即使用AED	10	
		• 首先开启AED电源	10	
	根据AED语音提示操作（25分）	根据AED语音提示操作 • 正确粘贴电极片	5	
		• 分析心律时遣散周围人员	5	
		• 准备电击前遣散周围人员	10	
		• 安全施以电击	5	
	继续CPR（5分）	• 继续CPR	5	

续表

项目		内容	分值	扣分
自动体外除颤器的使用流程	整理记录（6分）	• 整理用物，分类放置	2	
		• 七步洗手	2	
		• 记录患者病情变化和抢救情况	2	
	评价（10分）	• 正确完成AED操作，安全施以电击	10	
综合评价	规范熟练（9分）	• 程序正确，操作规范，动作熟练	3	
		• 用物准备齐全	3	
		• 垃圾分类处理	3	
	护患沟通（5分）	• 态度和蔼，自然真切，没有表演痕迹	5	
得分				

✎ **任务总结**

_____

_____

_____

_____

_____

👨‍⚕️ **思政元素：爱岗敬业**

全神贯注、分秒必争——守护"心"的健康

医生的裤子掉了

2021年11月4日，扬州市某医院心脏大血管中心出现了尴尬的一幕——叶医生在手术时裤子掉了。原来一位62岁的患者胸痛难忍，于当天下午2点多入院，经过会诊，3点多便被推入手术室行主动脉夹层手术。叶医生这一"上台"就是6个小时，直到晚上9点多手术才结束。而他当时对于自己手术中裤子掉下来的情况完全不知道，尽管手术室中的温度只有18℃左右。叶医生说："当时患者病情危急，已经出现血管肿胀等情况，随时有生命危险。手术过程中精神高度集中，且常年在这种温度下工作，对于冷没那么敏感了也就没意识到。后来听到同事在笑，才知道是自己裤子掉了。"手术完成后叶医生才把裤子拉上，虽然不好意思，但是患者的生命抢救回来了，且恢复良好，即将转入普通病房进行康复治疗，他感到很高兴。而这样的事时有发生。叶医生说，由于手术服需要高温消毒，裤子的拉绳会在反复高温中失去弹性甚至断裂，不止是他，许多医生都遇到过。

　　这是一个让人非常感动的故事：为了抢救患者生命，手术过程中全神贯注、分秒必争，裤子掉了全然不知。在一个真正的医生眼里，生命第一，是不受外界干扰的。这样一个发生在学生身边且跟其未来职业息息相关的故事，强调了抢救患者"时间就是生命"、对工作尽职尽责，对医术精益求精，引导学生爱岗敬业、抢救生命，守护"心"的健康。

目标检测

1.关于心搏骤停者要尽早除颤的说法，以下正确的是（　　）

　A.除颤其实对患者心搏骤停并不重要

　B.除颤有可能帮助患者恢复正常心律

　C.除颤可以阻止患者心搏骤停复发

　D.除颤能100%帮助患者重新获得正常心律

　E.除颤能阻止患者心搏骤停

2.使用AED的目的是（　　）

　A.消除患者异常心律，恢复正常心律

　B.阻止患者心搏骤停

　C.阻止患者呼吸停止

　D.提供患者正常的呼吸

　E.阻止患者心搏骤停复发

3.一位患者突然发生心搏骤停，急救人员听到呼叫后，带着一台AED赶到，使用它的第一步应该是（　　）

　A.把电极片贴在患者的胸部　　　　　B.脱下患者衣物

　C.打开AED电源　　　　　　　　　　D.按下电击按钮

　E.连接AED导联线

4.开启AED电源以后，使用AED的下一步是（　　）

　A.检查患者的颈动脉搏动　　　　　　B.听从AED的语音提示

　C.脱下患者衣物　　　　　　　　　　D.按下电击按钮

　E.把电极片贴在患者的胸部

5. AED在分析心律的时候,以下做法正确的是(　　)

　　A. 离开患者　　　　　　　B. 胸外心脏按压　　　　C. 人工呼吸

　　D. 贴电极片　　　　　　　E. 以上都不对

6. 发现浸没在水里的患者心搏骤停,需要使用AED为其除颤,以下做法正确的是(　　)

　　A. 将患者从水中拉出,并擦干胸部

　　B. 不要将患者从水中拉出,但在放置电极片前先擦干胸部

　　C. 不要移动患者,且不能使用 AED

　　D. 将患者从水中拉出,但不使用 AED

　　E. 以上都不对

✎ 课后笔记

_____

_____

_____

_____

_____

(闻　纯　魏志明)

任务三　气道异物梗阻救护

☞ 任务导入

情境案例：幼童，男性，3岁。在吃花生豆时发生了呼吸道阻塞，出现面红、憋气、呼吸困难。请问：若你是第一目击者，如何做可挽救该患儿的生命？

📖 学习目标

知识目标：能识别气道异物梗阻的临床症状与体征；能根据案例情境，制订气道异物梗阻的救护计划（海姆立克手法的使用要点）。

技能目标：能快速、正确地评估气道异物梗阻（临床症状与体征、辅助检查），并快速展开紧急救护流程；能对民众普及预防气道异物梗阻的安全教育。

素质目标：具有"时间就是生命"的急救意识，能描述团结协作在救护中的重要性。

📚 知识回顾

● 相关知识 ●

1.好发人群　气道异物梗阻多见于儿童与有吞咽困难的老年人，尤其是5岁以下的学龄前儿童。

2.原因　常见原因有食物、玩具、假牙、痰液等阻塞呼吸道，如口含物品玩耍、进食时说话、进食时哭闹、进食时说笑等，一旦发生若没能及时采取有效的急救措施，将危及生命。

● 气道异物梗阻的临床表现 ●

1.特征性异物梗阻征象　成人与儿童（1~8岁）会以大拇指和示指（呈"V"字形）抓住自己的脖子，并呈痛苦面容。

2.呼吸道不完全阻塞　典型症状为阵发性、痉挛性咳嗽。患者可用力咳嗽和喘息或咳嗽微弱无力、呼吸困难、声音嘶哑、吸气时有高调的喘鸣声、皮肤黏膜发绀。

3.呼吸道完全阻塞　患者不能说话、不能咳嗽、不能呼吸、皮肤黏膜青紫、意识丧失、迅速呼吸停止。

• 海姆立克急救法 •

1.起源 海姆立克急救法（Heimlich Maneuver）由美国医生亨利·海姆立克（Henry J·Heimlich）教授发明。在临床实践过程中，他发现大量病例因食物、异物窒息造成气道梗阻致死。而急救的医生常采用拍打患者背部，或将手指伸进患者口咽部去取异物，这样不仅无效反而使异物更深入气道。于是，他经过深深的思考和反复多次的动物实验研究，最终发明了利用肺部残气量，形成气流冲出异物的急救方法，并于1974年首次作了用腹部冲击法解除气管异物的报告。就在当年，美国一位老人在晚餐时被鸡块卡住了喉部，呼吸困难、不能发声，无法拨打电话呼救，生命岌岌可危。在这千钧一发之际，她的邻居——一位70岁的老人，刚在报纸上读过亨利·海姆立克医生发明的腹部冲击法解除气管异物的科普文章，于是马上用双手从背后将她抱住，一手握拳，向上用力冲击其腹部，鸡块很快地被冲击出气管吐掉，老妇青紫的面孔顿显红润。这是海姆立克急救法被民众掌握，及时现场救护成功的第一例。此后，海姆立克急救法为世人瞩目，并被迅速地普及，抢救成功的报导犹如雨后春笋。

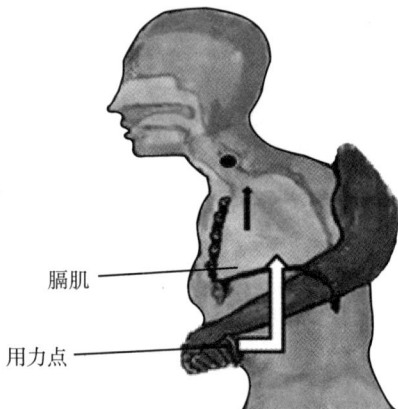

图 2-12　海姆立克急救法原理

膈肌

用力点

2.原理 海姆立克急救法是解除呼吸道异物梗阻的主要方法，它的作用原理是利用冲击伤病员腹部—膈肌下软组织，产生向上的压力，压迫两肺下部，从而驱使肺部残留气体形成一股气流，将堵塞气管、咽喉部的异物驱除，使人获救（图2-12）。

📖 任务实施

• 评估 •

1.评估环境 首先评估患者周围环境，确保环境安全。

2.评估伤情 早期正确识别呼吸道异物梗阻是成功抢救的关键。目击患者进食或吸进异物后出现特征性异物梗阻征象和呼吸道阻塞的表现常易被识别。如病因不明确时，需与心脏病、脑卒中、晕厥、其他原因导致的呼吸困难相鉴别。

遇到呼吸道异物梗阻患者，患者神志清楚，应询问患者"你是否梗住了？"，患者点头，如果患者能用力咳嗽，急救者不能干预患者主动排出异物，应鼓励患者继续咳嗽和呼吸，并待在身旁监护；如果患者咳嗽微弱无力或不能说话或神志已丧失，必须立即现场急救。

若在院内，明确诊断可行支气管镜检，这是确诊的"金标准"。

● 准备 ●

气道异物梗阻模型1个或标准化患者（SP）1名。

● 实施 ●

（一）成人、儿童海姆立克急救法

1.**自救腹部冲击法**　适用于不完全气道梗阻，意识清醒，而且具有一定救护知识、技能的伤病员，并且当时又无他人在场相助，打电话又困难，不能说话报告的情况。

（1）自己的一手握空心拳，拳眼置于腹部脐上两横指处（图2-13）。

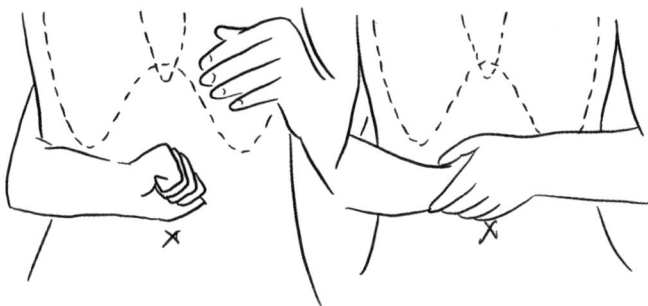

图 2-13　腹部冲击部位

（2）另一手紧握住此拳，双手同时快速向内、向上冲击5次，每次冲击动作要明显分开。

（3）还可选择将上腹部压在坚硬物上，如桌边、椅背和栏杆处，连续向内、向上冲击5次（图2-14）。

（4）重复操作若干次，直到异物排出。

2.**立位腹部冲击法**　适合于不完全或完全气道梗阻伤病员（图2-15）。

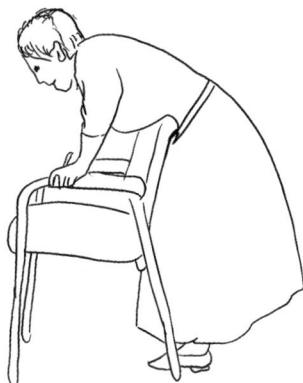

图 2-14　自救腹部冲击法

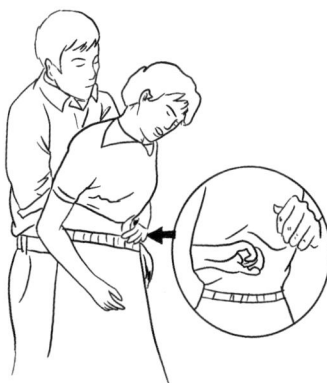

图 2-15　立位腹部冲击法

（1）救护人员站在伤病员背后，双臂环绕伤病员腰部，令伤病员弯腰，头部前倾。

（2）一手握空心拳，拳眼顶住伤病员腹部正中线脐上方两横指处。

（3）另一手紧握此拳，快速向内、向上冲击5次。

（4）伤病员应配合救护人员，低头张口，以便异物排出。

3. 互救胸部冲击法 适用于不宜采用腹部冲击法的伤病员，如肥胖者、孕妇等（图2-16）。

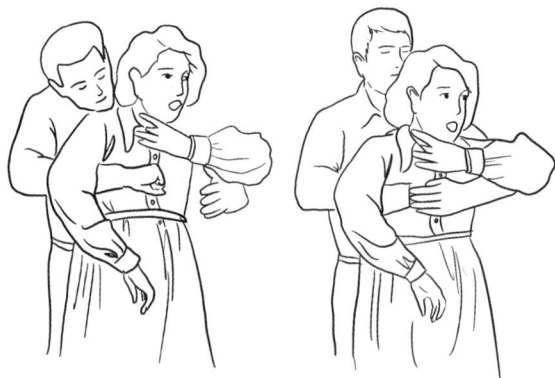

图2-16 互救胸部冲击法

（1）救护人员站在伤病员的背后，两臂从伤病员腋下环绕其胸部。

（2）一手握空心拳，将拳眼置于伤病员胸骨中下段，注意避开肋骨缘及剑突。

（3）另一只手紧握此拳向内、向上有节奏地冲击5次。

（4）重复操作若干次，检查异物是否排出。

救护过程中随时观察患者，检查其呼吸、心跳，如呼吸、心跳停止，立即CPR。

（二）婴儿海姆立克急救法

对婴儿气道异物梗阻，主要采取背部叩击和胸部挤压两种方法相交替的救护方式（图2-17）。

1. 背部叩击 救护者取坐位或蹲位，将婴儿俯卧在救护者的一只前臂上，使头部低于躯干，救护者前臂放在自身大腿上，并用同一只手托住婴儿的下颌角使头部轻度后仰，开放气道，用另一只手的手掌根叩击婴儿背部肩胛区，连续5次，如异物仍未排出，就转为胸部挤压。

2. 胸部挤压 救护者用叩击婴儿背部的手掌托住婴儿的枕部，两前臂固定婴儿，将婴儿翻转，仰卧于救护者另一前臂上，保持头部低于躯干，救护者前臂放在自身大腿上，另一只手的两指在婴儿胸

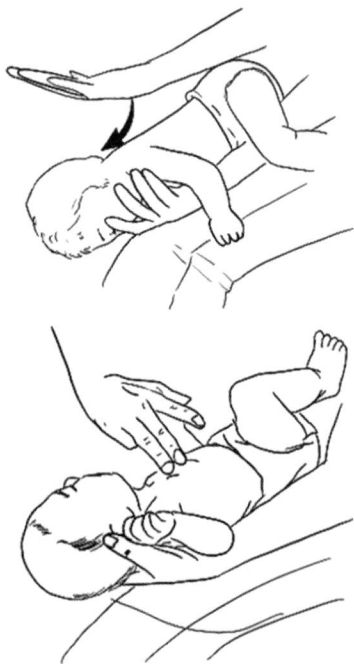

图2-17 背部叩击和胸部挤压

骨上两乳头连线下一横指处快速向下冲击性按压5次。检查婴儿口腔，如异物排出，采用舌－下颌抬举法、用小拇指手钩异物小心取出，方法：用一只手拇指和示指抓住婴儿的舌和下颌骨使其口张开，另一只手的小指将异物钩出，动作应轻柔，避免盲取。

如果异物仍未排出，则重复交替实施背部叩击和胸部挤压，直到异物排出。救护过程中如果婴儿无反应，应立即CPR。

若在院内，手法排除异物失败，可行支气管内镜取异物。

• 注意事项 •

（1）尽早、尽快识别气道异物梗阻的表现，迅速做出判断。

（2）实施腹部冲击，定位要准确，不要把手放在胸骨剑突上或肋缘下。

（3）腹部冲击要注意胃反流导致误吸。

（4）预防气道异物梗阻的发生，如将食物切成小条，缓慢完全咀嚼，儿童口含食物时不要跑步或玩耍等。

（5）为防止异物变位而发生急性喉梗阻，最重要的措施是减少患儿哭闹；院内护理人员做好协助医师气管取异物的准备。

（6）院内支气管镜取异物的饮食指导：术前禁食6~8小时（吃奶患儿4小时），术后4小时方可进食。

📖 任务评价

项目		内容	分值	扣分
气道异物梗阻救护流程	评估（6分）	• 评估现场环境是否安全	3	
		• 评估伤者身体情况，有无意识不清，是否能够站立或坐起	3	
	准备（6分）	• 抢救者：站于清醒者身后，告之不必惊慌，积极配合急救	3	
		• 伤者：倾身向前，头部略低，张嘴	3	
	海姆立克急救法（50分）	• 抢救者站于伤者身后，前后左右弓步站稳，双臂从伤者两侧腋下前伸并环抱住伤者	10	
		• 抢救者一手握空心拳，拇指面紧贴于伤者肚脐上方、剑突下，另一手握住此拳	10	
		• 双手同时向内、向上快速用力冲击5次	5	
		• 每次冲击动作要明显分开且连贯	5	
		• 检查异物是否排出	5	
		• 重复操作，直至异物排出	5	
		• 询问伤者有无不适	5	
		• 检查有无并发症发生	5	
	心肺复苏（5分）	• 若患者失去反应，立即进行心肺复苏	5	

续表

项目		内容	分值	扣分
气道异物梗阻救护流程	转运 （5分）	• 必要时转送医院继续诊治	5	
	整理记录 （6分）	• 安置患者 • 七步洗手 • 记录伤者病情变化和抢救情况	2 2 2	
	评价 （10分）	• 正确完成立位海姆立克急救法（以模型气道异物排出为准）	10	
综合评价	规范熟练 （6分）	• 程序正确，操作规范，动作熟练	6	
	护患沟通 （6分）	• 态度和蔼，自然真切，没有表演痕迹	6	
得分				

✎ **任务总结**

_____

_____

_____

_____

_____

👨‍⚕️ **思政元素：抢救生命**

老人气道异物梗阻，"120"人员在线指导成功解救

2021年11月18日下午13时48分，长沙市"120"急救中心调度员张某在值班时接到一个求救电话，称有老人在进食时不慎发生气道异物梗阻，情况危急。

"开福区××小区一期，家里的老人被东西卡着了！"电话里传来一名女性焦急的声音。调度员张某引导家属说出详细位置后，一边快速录入地址一边详细询问："他面色有改变吗？呼吸怎么样？""面色变了！"家属非常急。"现在你跟家里人一起，让老人坐起来，或者看看能不能让他站起来，把他'提'起来！"张某指导着，"一个大人站在老人后面，把老人的双脚分开，让老人家身体向前倾一点点。一个拳头放在老人肚脐上面两三厘米的地方，另一只手包住拳头，往上提拉。一直这样做，看老

人能不能把东西吐出来。"张某一边指导家属操作，一边快速协调调派车辆赶往呼救人家中。

13点55分，该号码再次呼入。"您好，我是刚才打电话叫救护车的，现在不要了。老人已经吐出来了，没关系了。谢谢您……"

案例中急救中心的医务人员不仅自身急救医学素质过硬，且善于沟通指导，对培养学生急救意识、临场反应和沟通能力起到了很好的先锋模范作用。

目标检测

1.关于气管支气管异物，以下说法正确的是（　　）

　　A.是儿科常见、多发的普通病　　　　　B.不会造成死亡

　　C.最多见于学龄期　　　　　　　　　　D.女孩比男孩多见

　　E.多见于5岁以下儿童

2.以下不属于气管异物常见原因的是（　　）

　　A.进食时误吸　　　　　B.口含物品玩耍　　　　　C.昏迷患者呕吐

　　D.进食时说笑　　　　　E.意识障碍

3.女孩，3岁。吮食果冻时突然面色青紫、剧烈呛咳、喘憋片刻后缓解。之后时有阵发性、痉挛性咳嗽，父母带其就诊，医生诊断为气管异物。支持气管异物的临床表现是（　　）

　　A.两肺呼吸音不一致　　　　　　　　　B.单声咳嗽

　　C.患儿均出现相同症状　　　　　　　　D.一个典型症状是阵发性、痉挛性咳嗽

　　E.呼气性呼吸困难

4.男孩，3岁。食花生米误入气管，出现"三凹征"，其呼吸困难的类型是（　　）

　　A.呼气性呼吸困难　　　　B.吸气性呼吸困难　　　　C.混合性呼吸困难

　　D.浅表性呼吸困难　　　　E.节律性呼吸困难

5.男孩，3岁。口含笔帽玩耍不慎跌倒，当即面色青紫、剧烈呛咳、喘憋片刻后缓解。以后时有阵发性、痉挛性咳嗽，父母怀疑笔帽被误吸入小儿气管，带其到医院检查。医生怀疑为气管支气管异物，进一步检查以明确诊断。下列检查可确诊支气管异物的是（　　）

　　A.X线片检查　　　　　B.CT扫描检查　　　　　C.磁共振检查

　　D.病理检查　　　　　　E.支气管镜检查

6.男孩，3岁。进食豆粒时不慎呛咳，随即出现呼吸困难，面色发绀，神志不清。护士应采取的护理措施是（　　）

A.给予吸氧 B.人工呼吸

C.用吸痰器清理呼吸道 D.将患儿平卧，头偏向一侧

E.做好协助气管取异物的准备

7.男孩，10岁，因误吸笔帽入院。术前患儿活动时突然剧烈咳嗽，口唇及颜面发绀明显。护士应立即采取的措施是（ ）

A.通知医生 B.吸氧 C.将患儿扶回病床

D.用力叩击患儿背部 E.进行心电监测

8.男孩，3岁。与小伙伴追逐玩耍时不慎跌倒，误将笔帽吞下，随即发生剧烈呛咳，急送医院。护士告知家长，支气管内镜取异物前需禁食的时间是（ ）

A.1小时 B.2~4小时 C.4~6小时

D.6~8小时 E.8~10小时

9.男孩，3岁，诊断为支气管异物。采用内镜检查取出异物后，家长咨询可以进食的时间，护士的正确解答是（ ）

A.30分钟后 B.1小时后 C.2小时后

D.3小时后 E.4小时后

10.男孩，2岁，玩耍时突然剧咳、面色发青，于是来院就诊。查体：听诊可闻及似金属声的"拍击音"，疑气道异物。为防止异物变位致急性喉梗阻，最重要的护理措施是（ ）

A.禁食 B.给予吸氧 C.患儿取侧卧位

D.减少患儿哭闹 E.密切观察病情

11.男孩，2岁，玩耍时突然剧咳、面色发青，于是来院就诊。查体：听诊可闻及似金属声的"拍击音"，急拍胸片未见异物。护士为该患儿家长进行健康指导，不正确的是（ ）

A.养成良好的进食习惯

B.教育儿童不要口含物品玩耍

C.婴幼儿应避免吮食果冻类食品

D.进食时家长不对孩子责备或打骂

E.2岁以上儿童可以进食花生米等坚果类食物

12.气道异物梗阻时腹部冲击法通常选择的冲击部位是（ ）

A.腹部 B.脐上一指处 C.脐上两指处

D.脐下两指处 E.胸部

13.气道异物梗阻，立位腹部冲击法排除冲击方向是（ ）

A.向外 B.向内向上 C.向上

D.向外 E.向内向下

14.1岁以下的婴幼儿解除气道异物梗阻胸部冲击的部位是（ ）

A.两乳连线中点 B.两乳连线中点下一指

C.胸骨柄　　　　　　　　　　　D.两乳之间

E.两乳连线中点下两指

15.1岁以下的婴幼儿解除气道异物梗阻的方法是（　　）

A.胸部海姆立克急救法　　　　　B.腹部海姆立克急救法

C.背部叩击联合胸部挤压法　　　D.叩击法

E.胸部冲击法

✎ 课后笔记

（魏志明　闻　纯）

任务四　创伤急救技术

👉 任务导入

情境案例：十字路口发生一起车祸现场，有3名成人受伤。救护人员快速评估后发现一人左前臂鲜血直流；一人右上臂畸形，怀疑骨折；一人左足大面积挫伤且诉颈后部疼痛。请问：应该如何进行现场救护？

📋 学习目标

> **知识目标**：能叙述并快速评估外伤出血种类及性质；熟练掌握各种止血、包扎、固定与搬运的方法及注意事项。
>
> **技能目标**：能对创伤患者进行基本的止血、包扎、固定和搬运操作；能够有针对性地选取临时止血、包扎、固定的方法和工具。
>
> **素质目标**：具有"时间就是生命"的急救意识，"敬佑生命、救死扶伤"，争分夺秒抢救患者的职业精神。能描述团结协作在救护中的重要性。

📚 知识回顾

正常成人全身血量占体重的7%~8%。若失血量≤10%，伤者可能无不适反应或仅有轻度的头晕、交感神经兴奋症状；失血量达20%，会出现意识模糊、血压下降、脉搏细速、肢端厥冷等明显失血性休克的症状；失血量≥30%，患者会发生严重的失血性休克，若得不到及时救护，短时间内可能危及患者的生命或发生严重的并发症。因此，应及时、准确地进行止血。

外伤出血分为内出血和外出血。内出血主要到医院救治，外出血是现场急救重点。根据血管性质不同可将出血分为动脉出血、静脉出血和毛细血管出血（表2-1）。

表2-1　血管出血特点

血管类型	出血性状	颜色	出血点	危害性
动脉	快速、大量涌出，呈喷射状	鲜红	易发现	危及生命，需急救
静脉	持续缓慢涌出状	暗红	较易发现	危险性小于动脉出血，多不可自愈
毛细血管	从创面呈点状或片状渗出	鲜红	不易判明	小面积，危险性一般较小，可自愈

包扎的目的是保护伤口，减少污染，固定敷料、药品和骨折位置，压迫止血及

减轻疼痛等。

固定是针对骨折患者的急救措施。其目的首先是防止骨折断端移位，减轻伤员的疼痛的同时，避免骨折断端损伤血管、神经；再次，固定也便于伤员的搬运。

及时、安全的搬运是急救成功的重要环节，现场搬运多为徒手搬运，有条件时也可借助一些搬运工具，现场初步处理后迅速将患者转运至医院。

任务实施

● 评估 ●

1.**评估环境**　首先评估患者周围环境，确保环境安全。

2.**评估伤情**　评估伤者年龄、意识状态、受伤经过等。判断患者是否出血、出血部位、血管性质，以便选择正确有效的止血方法。根据受伤部位和伤口大小，选择合适的包扎方法。判断患者是否有骨折的表现和体征。

● 准备 ●

标准化患者（SP）1名、纱布或毛巾、绷带、三角巾、夹板、担架等。院前急救可灵活地就地选取支撑物如竹板、木棒等代替夹板。

（一）止血

常用的现场止血术有3种：指压动脉止血法、加压包扎止血法、止血带止血法。使用时要根据具体情况，可选用一种，也可以把几种止血法结合在一起应用，以达到最快、最有效、最安全的止血目的。

1.**指压动脉止血法**　适用于头、面、颈部及四肢的中等或较大动脉出血，止血方法：用手指或手掌、拳头甚至肘关节压迫伤口近心端的动脉，将动脉压向深部的骨骼上，阻断血液通过，迅速止血。人体出血常见部位的指压点及按压方法如下。

（1）头顶部出血　在伤侧耳前，一只手的拇指对准伤侧耳屏前方与颧弓根部交界处的搏动点压迫颞浅动脉，另一只手固定伤员头部（图2-18）。

（2）颜面部出血　用拇指压迫伤侧下颌骨下缘、咬肌前缘的搏动点（下颌角前约1cm的凹陷处的面动脉），将动脉压向下颌骨，阻断面动脉血流（图2-18）。注意：面动脉在颜面部有许多小支相互吻合，必要时可压迫双侧。

（3）头、面、颈部出血　压迫同侧气管外侧、胸锁乳突肌前缘中点之间的强搏动点（颈总动脉），将其用力压向第5颈椎横突处（图2-18）。注意：绝对禁止同时压迫双侧，以免脑组织缺血缺氧。

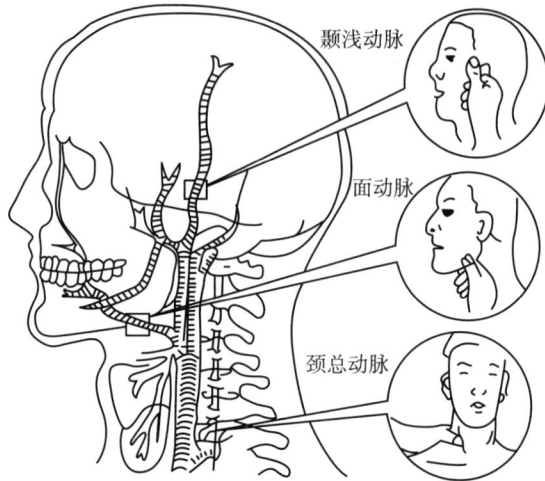

图 2-18　头面部出血按压点

（4）肩以下出血　压迫同侧锁骨上窝中点（锁骨下动脉），将其压向第一肋骨（图 2-19）。

（5）前臂出血　一只手抬高患肢，另一只手用拇指压迫肘窝内上方肱动脉末端（图 2-19）。

（6）手掌、手背出血　抬高患肢，用两手的拇指和示指分别压迫伤侧手腕两侧的桡动脉和尺动脉，阻断血流（图 2-19）。

（7）大腿出血　伤员处于坐位或卧位，救护者用两手拇指用力压迫伤肢腹股沟中点稍下方的股动脉（图 2-20）。

（8）小腿出血　压迫腘窝中部的腘动脉（图 2-20）。

（9）足部出血　用两手拇指分别压迫伤脚足背中部搏动的胫前动脉及足跟与内踝之间的胫后动脉（图 2-20）。

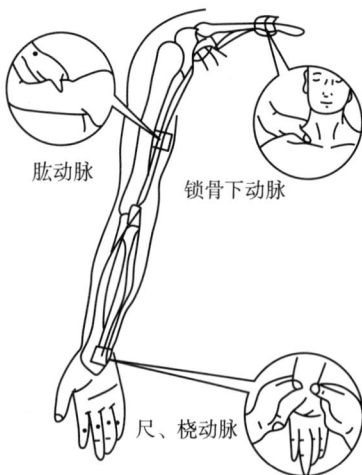

图 2-19　上肢出血按压点

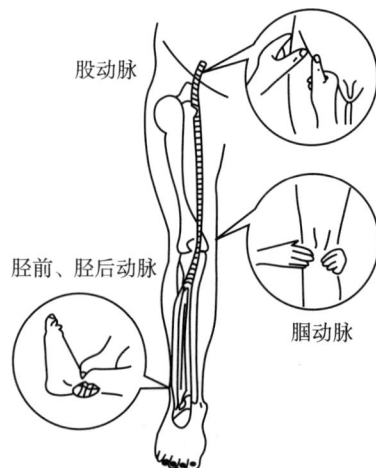

图 2-20　下肢出血按压点

指压止血法的优点是不要任何器械、简便、易行、迅速、有效，但前提是救护者熟知人体浅表动脉走向，且此方法属于临时止血法，效果有限，应及时根据伤者实际情况准备材料，结合使用其他止血方法。

2.加压包扎止血法　适用于中、小静脉出血和毛细血管出血，止血方法：将无菌敷料覆盖在伤口上，再用绷带或三角巾加压包扎致伤口不出血。情况紧急时可用手直接按压在无菌敷料上，同时抬高受伤部位。

3.止血带止血法　适用于四肢的动脉出血，是快速、彻底而且最有效的止血方法。止血方法：将止血带扎在伤员上臂的上1/3处或大腿的中上1/3交界处，缠绕肢体2~3圈后固定，借助橡皮管的弹性回缩将动脉向骨头上扎紧（图2-21）。止血带止血法使用时间过长会压迫损害神经或软组织，引起肌肉坏死甚至厌氧菌感染，严重时可危及生命。因此，只有在其他止血方法无效时，才选用该方法。

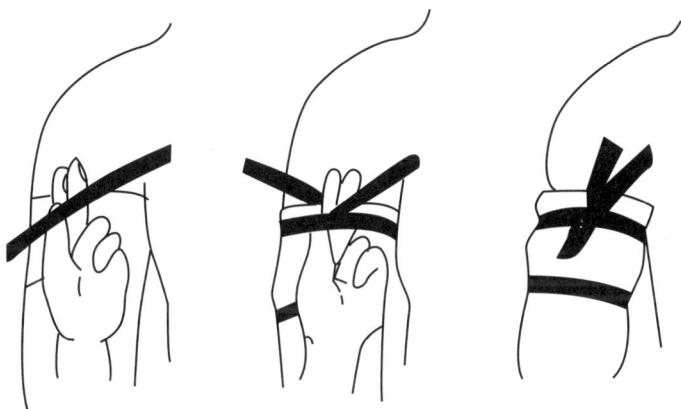

图2-21　橡皮止血带止血法

4.注意事项　应用止血带止血法时有以下注意事项。

（1）部位准确　止血带扎在伤口近心端，尽量靠近伤口处。需反复使用止血带止血过程中，注意不可反复扎在同一平面上。前臂与小腿不适宜扎止血带。

（2）衬垫保护　为了防止损伤局部受压的皮肤，止血带不能直接扎在皮肤上，需加衬垫，切记不可用电线、铁丝或绳索替代止血带。

（3）松紧适宜　扎止血带松紧要适宜，以出血停止、远端刚好不能摸到动脉搏动为宜。如为气压止血带，压力要适当，上肢为250~300mmHg，下肢300~500mmHg。

（4）定时放松　扎止血带时间不宜过长，应每30分钟至1小时放松止血带1次，每次2~3分钟，放松过程中以其他止血法止血。使用止血带的总时间不能超过5小时。

（5）标记明显　使用止血带的患者应做明显标记，记录止血时间。

（6）转送伤员　尽快将伤员转送到医院。

（二）包扎

1.绷带包扎法

（1）环形包扎法　是最基本的绷带包扎方法，用于各种绷带包扎法的开始（固定）和结束，及包扎粗细相同部位的小伤口（图2-22）。

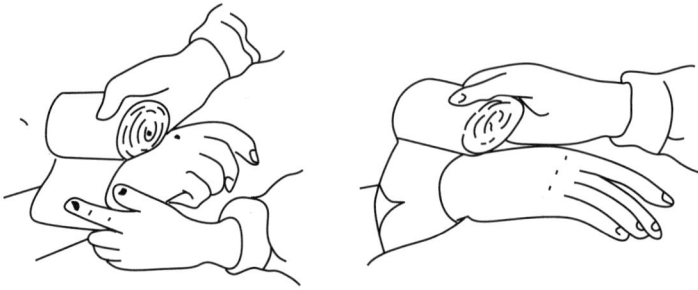

图 2-22　环形包扎法

（2）蛇形包扎法　用于夹板固定，或需由一端快速到达另一端进行包扎固定时。

（3）螺旋形包扎法　用于粗细相同肢体处的伤口，如大腿、上臂伤口（图2-23）。

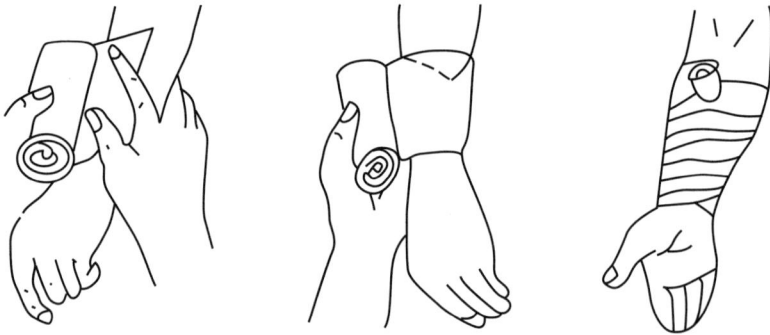

图 2-23　螺旋形包扎法

（4）螺旋反折包扎法　用于粗细不同肢体处的伤口，如小腿、前臂伤口（图2-24）。

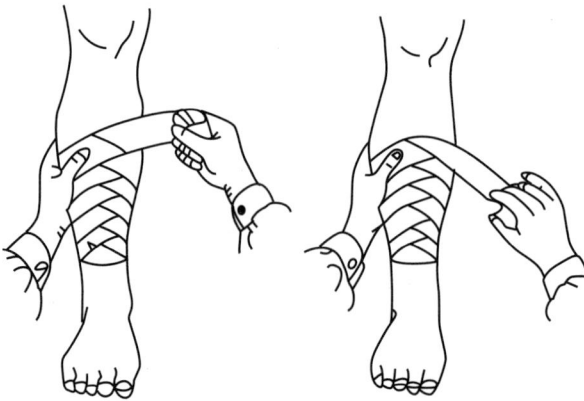

图 2-24　螺旋反折包扎法

（5）"8"字形包扎法　多用于固定关节（图2-25）。

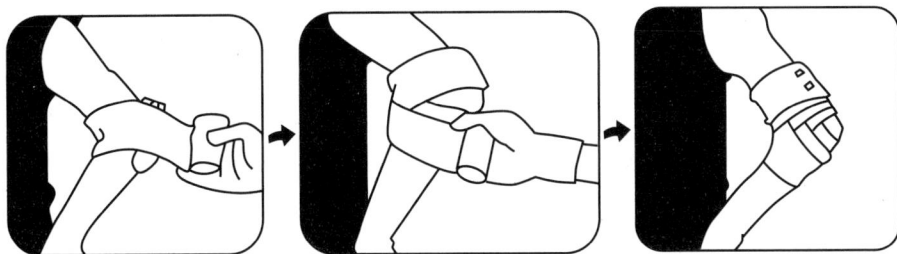

图2-25　"8"字形包扎法

（6）回返式包扎法　多用于包扎头部伤口或肢体残端（图2-26）。

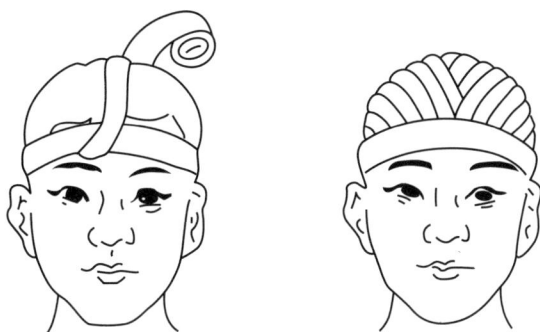

图2-26　回返式包扎法

2.三角巾包扎法

（1）头顶部包扎　伤口处用敷料按压止血；三角巾顶角向头上后垂，底边放于前额齐眉弓处，两底角经耳上向后拉至枕部，交叉压住顶角，再经耳上绕至前额正中或健侧打结；一手固定头顶部，一手拉紧顶角，然后整理并向上反折塞入底角交叉处（图2-27）。

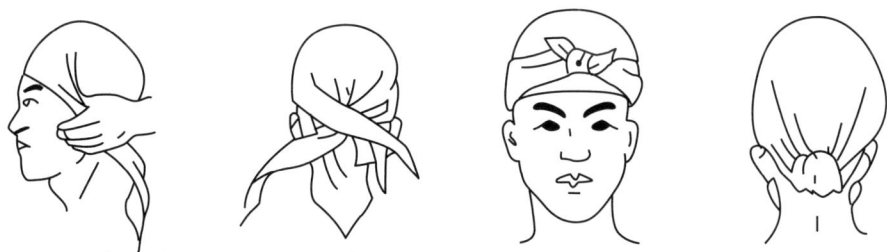

图2-27　头顶部包扎

（2）风帽式包扎　在三角巾顶角和底边中点处各打一结；顶角结置于前额，底边结于枕部；拉紧底边两端并分别向外反折，绕至前面左右交叉包住下颌，再绕至枕后打结（图2-28）。

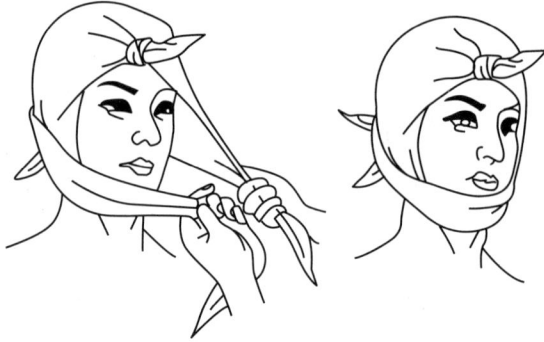

图 2-28　风帽式包扎

（3）单肩包扎　将三角巾一底角拉向对侧斜边折成燕尾式，燕尾巾夹角朝上放于伤侧肩上，两燕尾角分别经胸、背拉至对侧于腋前打结（图 2-29）。

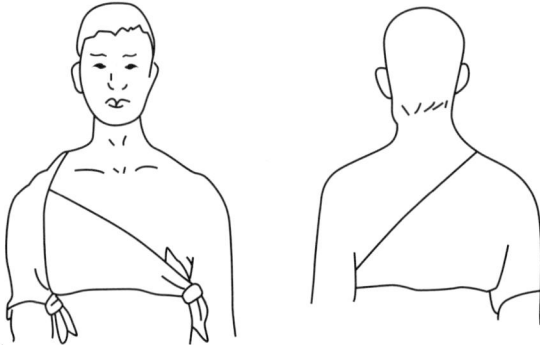

图 2-29　单肩包扎

（4）双肩包扎　将三角巾折成燕尾式，于患者背后，将燕尾夹角朝上对准颈后正中，两燕尾角过肩，分别由前往后包绕左右肩部后拉至腋下与燕尾底边相遇打结。

（5）单侧胸（背）部包扎　将三角巾底边横放于胸部，顶角经伤肩折向背部，拉紧两底角于背部打结。背部包扎与胸部相反（图 2-30）。

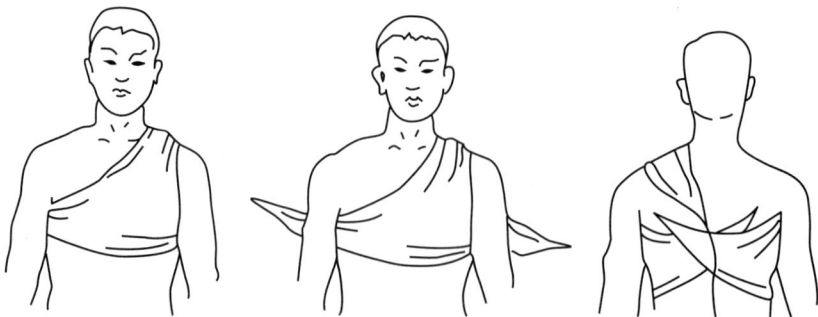

图 2-30　单侧胸（背）部包扎

（6）双侧胸（背）部包扎　将三角巾折成燕尾式，置于胸前，燕尾夹角朝上，拉紧两燕尾底角于背部打结，两燕尾角分别过肩与底角打结；背部包扎与胸部相反。

（7）膝（肘）关节包扎　将三角巾折成宽条带状，放于膝部伤口上，两端绕至
腘窝处交叉，再分别绕至前方压住上下两边，在膝关节外侧打结（图2-31）。肘部包
扎与之相同。

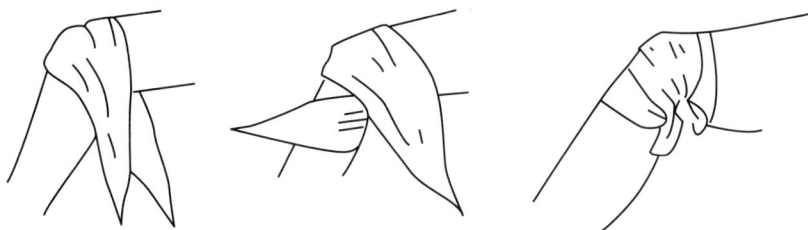

图2-31　膝关节包扎

（8）手（足）包扎　三角巾平铺，手（足）心向下、手（足）指朝向顶角方向
平放其上，反折顶角覆盖全手（足）及腕（踝）部，将两底角经手（足）背左右交
叉，压住顶角后绕手腕（踝）打结（图2-32）。

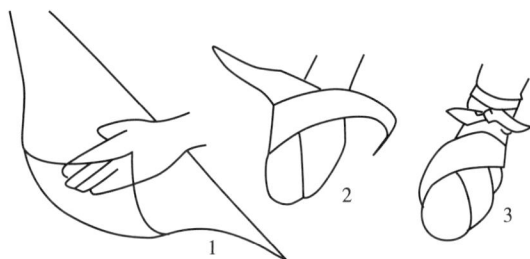

图2-32　手（足）包扎

3.注意事项

（1）包扎顺序　从远心端到近心端、从左到右。

（2）包扎范围　包扎前敷料覆盖创面，范围应超过创面边缘5~10cm。

（3）松紧适宜　包扎松紧要适度，以能止住出血又不影响肢体血液循环为宜，
即能够摸到远端动脉搏动。故包扎时尽量暴露指（趾）端，便于观察末梢血液循环，
包扎后抬高患肢以促进静脉回流。

（4）动作要领　要避免在伤口上和骨突处打结，且必须打活结；动作要轻、快，
部位准确、肢体要保持功能位、包扎紧实牢固。做到五不：不摸、不冲、不取、不
送、不上药，即不用手和脏物触摸伤口；不用水冲洗伤口（化学伤除外）；不轻易取
出伤口内异物；不回纳脱出体腔的内脏；不在伤口上涂有色消毒剂等。

（三）固定

1.固定方法

（1）锁骨骨折固定　用敷料垫于两腋前上方，将三角巾折叠成带状，两端呈"8"
字形绕两肩，拉紧三角巾的两头在背后打结，尽量使两肩向外、向上后张（图2-33）。

（2）上臂骨折固定　肘关节屈曲成90°，用一长夹板置于上臂后外侧，另一短夹板放于上臂前内侧，在骨折部位上下两端系紧绷带，用三角巾将上肢悬吊，固定于胸前（图2-34）。

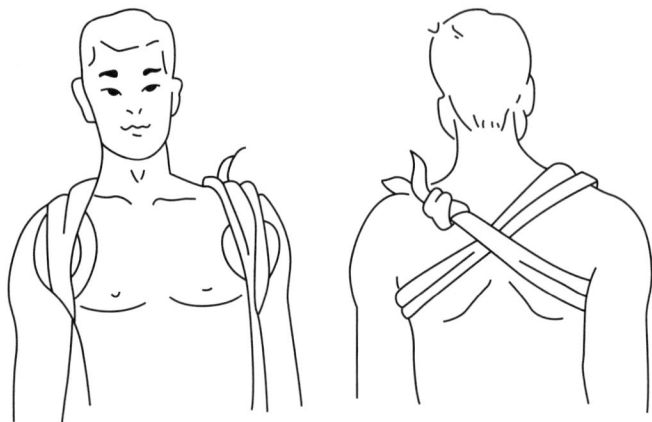

图2-33　锁骨骨折固定　　　　　　图2-34　肱骨骨折固定

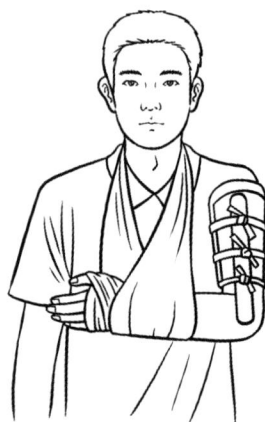

（3）前臂骨折固定　伤员屈肘90°，拇指向上。取两夹板（长度超过肘关节与腕关节）分别置于前臂的掌、背两侧，用绷带系紧，然后用三角巾将前臂悬吊于胸前（图2-35）。

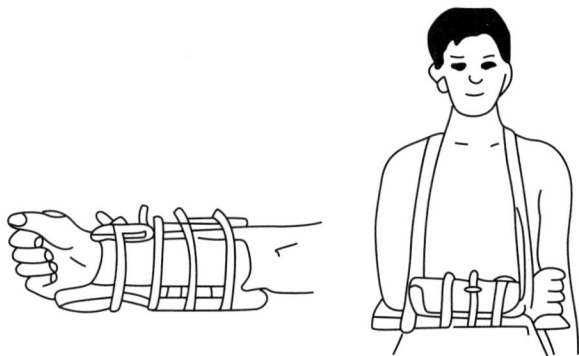

图2-35　前臂骨折固定

（4）大腿骨折固定　取一长夹板（长度自腋下至足跟）置于伤腿外侧，另一夹板（长度自大腿根部至足跟）放于伤腿内侧，用绷带或三角巾分段固定夹板（图2-36）。紧急时可行健肢固定。

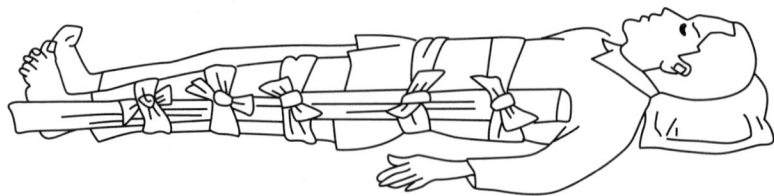

图2-36　大腿骨折固定

（5）小腿骨折固定　取两块夹板（长度自大腿至足跟）分别置于伤腿内、外侧，用绷带分段固定夹板（图2-37）。紧急时可行健肢固定。

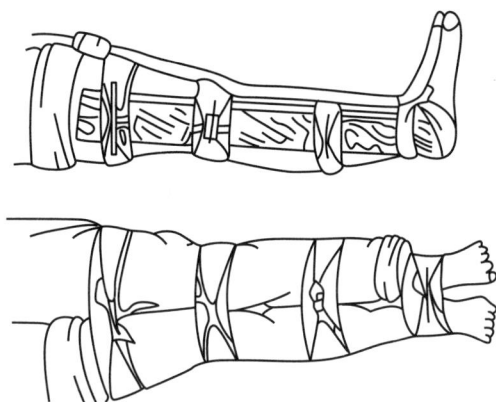

图 2-37　小腿骨折固定

（6）脊柱骨折固定　使伤员平仰卧于硬板上，制动，必要时可用绷带固定伤员，使脊柱保持于中立位。

2.注意事项

（1）如有伤口和出血，应先止血、包扎，然后再固定骨折部位，如有休克应先抗休克。

（2）开放性骨折如有骨端外露，切不可将其送回，以免发生感染。夹板长度必须超过骨折的上、下两个关节，只固定不复位。

（3）夹板与皮肤间应加棉垫，尤其是骨隆突处。

（4）固定时，松紧适宜，必须将指（趾）端露出，以便于观察末梢循环情况，确保肢体末端血运良好。

（5）固定中避免不必要的搬动。

（四）搬运

1.徒手搬运

（1）搀扶法　适用于清醒且病情轻者。救护者站于患者一侧，一手牵患者手腕，另一手扶其腰部，使患者身体重心靠向救护者。

（2）抱持法　适用于体重轻者。救护者站（跪）于患者一侧，一手托其背部，一手托其大腿将其抱起。若患者有意识，可让其一手抱着救护者的颈部。

（3）背负法　救护者背朝患者蹲下，将患者双上肢自救护者肩上拉向胸前，使其双手交叉，救护者双手托住患者大腿中部。上身倾斜向前站起（图2-38）。注意事项：胸部创伤、脊柱损伤、四肢骨折等患者不宜采用此法。

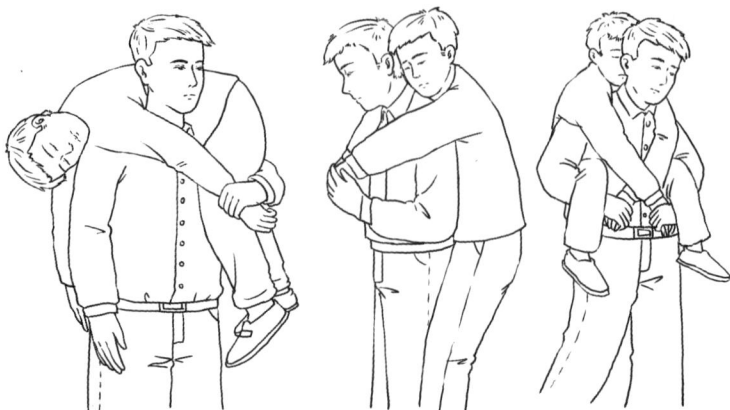

图 2-38　背负法

（4）双人搬运　适用于头、胸、腹部重伤但脊柱无损伤者。

1）椅托式：两名救护者面对面单膝跪在患者两侧，分别将靠近患者一侧的手经患者背后握住对方的手腕，将各自的另一只手伸到患者大腿中部（腘窝处）握住对方手腕，同时站起，步调一致行走（图2-39）。

2）拉车式：一名救护者站在患者头端，两手从患者腋下穿过，将其头抱在怀中，另一名救护者夹住伤病员的两腿面向前，同时步调一致将伤病员抬走（图2-40）。

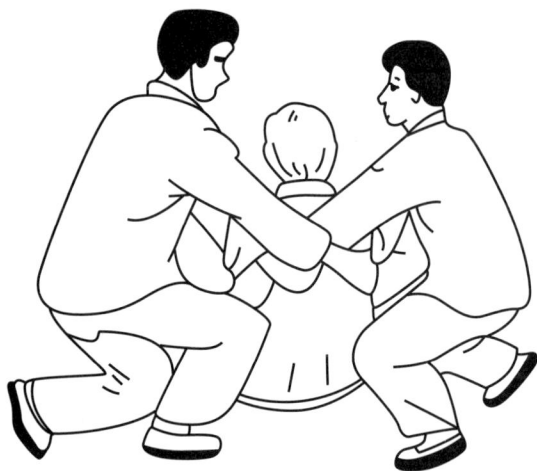

图 2-39　椅托式

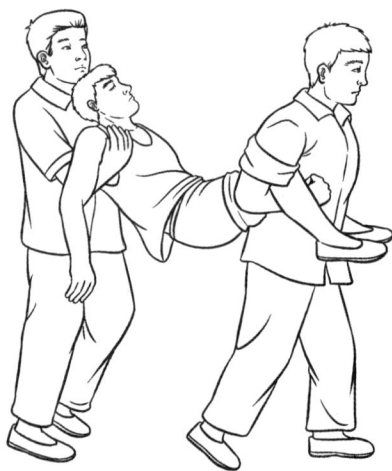

图 2-40　拉车式

（5）多人搬运法　适用于体重及病情较重者。可以三人站于患者同侧，将患者抱起一致前行（图2-41）。如有脊柱损伤，保持脊柱中立位，颈椎骨折时3~4人搬运，一人专门固定并牵引头部，其余人协调一致地将患者平托或平抱上担架，或"滚"到硬板担架上，颈托或颈部两侧用软枕、沙袋固定头颈部（图2-42）；胸腰椎损伤3~4人同时搬运，动作协调一致，将患者抬或"滚"到硬板担架上。

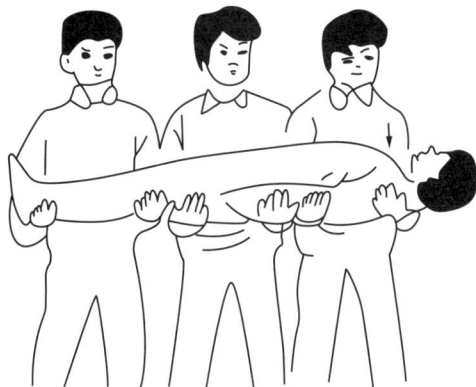

图 2-41　三人搬运法

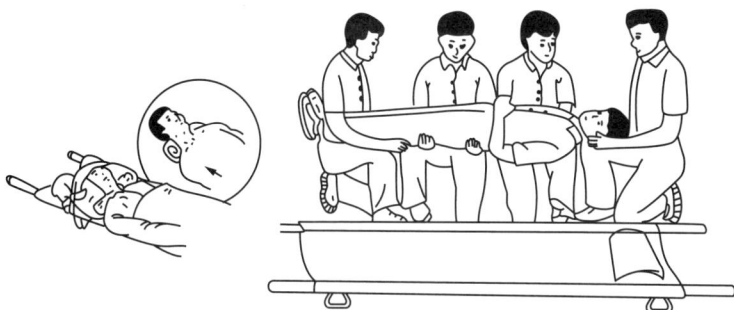

图 2-42　颈椎损伤患者搬运

2.担架搬运　将担架平放于患者伤侧，操作者单腿跪于患者健侧，个高者位于患者头部，两手伸至患者身下分别托住患者的肩、腰，位于脚部者，托住患者的臀部与小腿，同时抬起患者，轻放于担架上。注意：担架搬运伤者时，行进时伤者的脚在前，头在后，以便观察伤者情况。

📖 任务评价

项目		内容	分值	扣分
创伤急救技术流程	评估（15分）	• 正确评估环境	5	
		• 自我防护措施得当	2	
		• 及时、准确判断伤者伤情	3	
		• 合理有序组织抢救（包括呼叫、拨打救护电话，救护顺序及人员的安排）	5	
	准备（10分）	• 安置伤者体位妥当（抬高患肢，将衬垫置于恰当部位）	5	
		• 根据现场条件，充分、合理地利用救护器材	5	
	实施（50分）	• 选择止血方法合理、正确，有效果评估	10	
		• 伤口包扎方法正确，包扎动作轻巧	10	
		• 伤口包扎牢固、美观	5	
		• 骨折固定手法轻巧，方法合适	10	
		• 搬运方法选择得当	10	
		• 搬运过程安全、迅速	5	

续表

项目		内容	分值	扣分
创伤急救技术流程	评价（10分）	• 止血带松紧适宜、包扎紧实血运良好、固定有效血运良好、搬运安全轻巧	4	
		• 协助患者取舒适卧位	2	
		• 整理用物，记录	4	
综合评价	规范熟练（10分）	• 程序正确，操作规范，动作熟练	3	
		• 用物准备齐全	4	
		• 团队合作意识强，配合默契，整体有序	3	
	护患沟通（5分）	• 体现人文关怀，救护前、救护中及救护后，与伤者、家属及同事间进行有效的沟通	5	
	得分			

✍ **任务总结**

_____

_____

_____

_____

_____

🧑‍⚕️ **思政元素：救死扶伤**

纪录片：《急诊科故事》第一集

苏医生下班途中路遇车祸，许多汽车因为车祸被堵在路上无法前进。苏医生下车协助赶来的消防员抢救在车祸中受伤的人，同为医生的汪医生让同事先把患者送到医院，自己则留在危险的车祸现场与苏医生一起抢救被困在汽车里面的人。

案例展现了优秀的医务工作者们不分上下班时间抢救伤者，冲进危险第一线抢救伤者，团队合作与死神赛跑争取生命时间的伟大职业精神。

目标检测

1.气压止血带标准压力为（　　）

　　A.上肢为250~300mmHg、下肢为300~500mmHg

B.上肢为300~500mmHg、下肢为250~300mmHg

C.上下肢均为250~300mmHg

D.上下肢均为300~500mmHg

E.无须固定压力，根据经验

2.绷带包扎的错误做法是（　　）

A.根据受伤部位，选择合适的包扎用物及包扎方法

B.包扎前注意创面的清理、消毒，预防伤口感染

C.包扎松紧适度

D.四肢包扎注意保持功能位置，骨隆突处要加衬垫

E.包扎顺序原则上应从下向上，从右向左，从远心端向近心端

3.对于各部位骨折，其周围软组织、血管、神经，可能有不同程度的损伤，或有体内器官的损伤，应先处理危及生命的伤情不包括（　　）

A.呕吐 　　　　　　　B.心搏骤停 　　　　　　　C.休克

D.大出血 　　　　　　E.张力性气胸

4.固定的目的是（　　）

A.止痛 　　　　　　　B.复位 　　　　　　　C.防止污染

D.防止骨断端移位 　　E.止血

5.担架搬运时正确的做法是（　　）

A.伤员头部向前，足部向后 　　　　　B.伤员头部向后，足部向前

C.伤员俯卧，头部向后，足部向前 　　D.伤员仰卧，头部向后，足部向前

E.以上都可以

6.患者在车祸事故现场，肠管外露，面色苍白，大汗淋漓。此时正确的操作是（　　）

A.回纳肠管

B.结扎肠管

C.先用大块无菌纱布覆盖，然后用治疗碗等凹形容器扣在暴露器官上包扎

D.外置肠管

E.立即手术

✎ 课后笔记

_____

_____

_____

_____

_____

（闻　纯）

项目三　院内急诊科救护

任务一　心电监护

任务导入

　　情境案例：急诊留观室5床患者，男，70岁，因"反复咳痰喘10年加重2天"来院就诊，拟"COPD急性发作"收治入院，平车入病房，入院时神志清楚，气急明显，口唇发绀，两肺闻及广泛湿啰音。遵医嘱心电监护。

学习目标

　　知识目标：能掌握心电监护的适应证、监护仪各参数的正常值。

　　技能目标：能根据患者病情及时使用心电监护仪，正确连接各监护模块，正确设置各参数报警值，正确处理监护仪报警。

　　素质目标：具有"时间就是生命"的急救意识，能及时、准确观察并汇报病情。

知识回顾

• 相关知识 •

　　1.**心电监护**　是指持续或间断地监测心肌电活动，反映心脏功能的指标，能及时发现致命性心律失常，是各种急危重症患者常规监测项目，为患者的病情观察、救治与护理工作提供重要依据。

　　2.**心电监护仪**　是医院常用的一种精密医疗仪器，不仅可以监测心肌电活动，还可以同时测量呼吸、体温、血压（分为无创和有创）、血氧饱和度、脉率等生理参数，并可与已知设定值进行比较，如果出现超标可发出警报。在急诊室、重症监护室、手术室、普通病房等均广泛应用。

　　心电监护仪基本结构如图3-1所示。

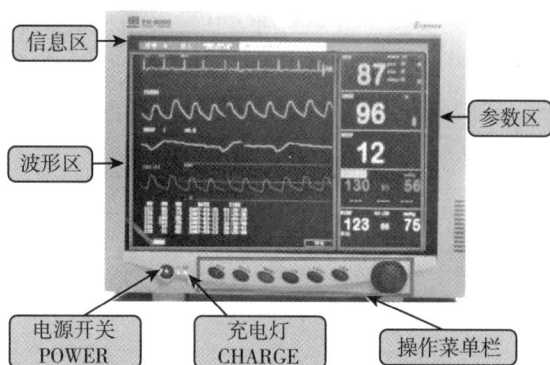

信息区

参数区

波形区

电源开关
POWER

充电灯
CHARGE

操作菜单栏

图3-1　心电监护仪结构

任务实施

1.用物准备　心电监护仪及模块（图3-2）、导联线（图3-3）、血压计袖带（图3-4）、经皮动脉血氧饱和度（SpO_2）传感器（图3-5）、电极片、75%乙醇棉片（或乙醇纱布）、记录单、电源及插座等。

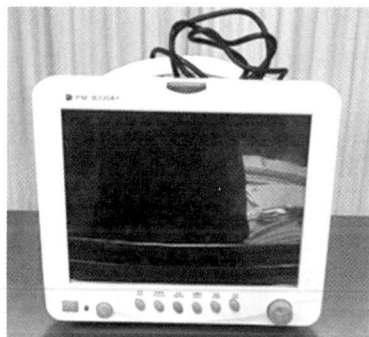

图3-2　监护仪

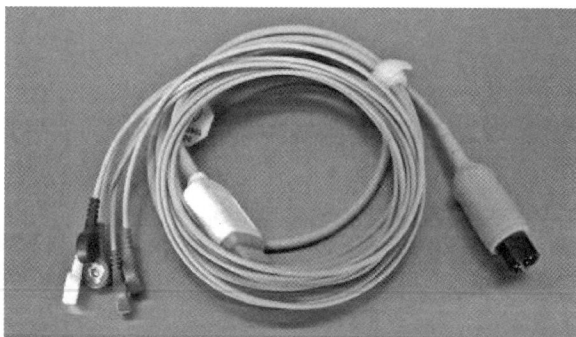

图3-3　导联线

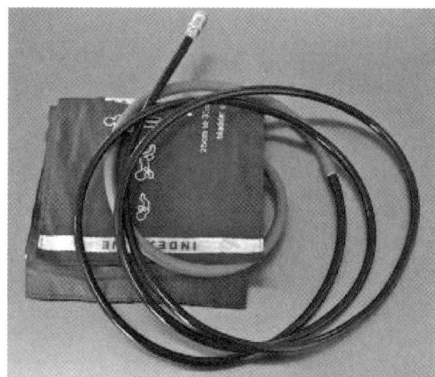

图3-4　血压计袖带

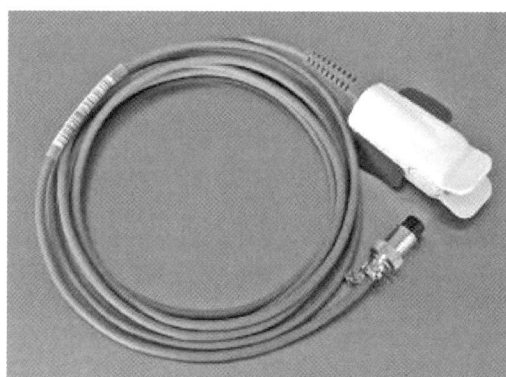

图3-5　SpO_2传感器

2.核对解释及评估 核对患者相关信息，解释操作目的，评估患者病情、意识状态、皮肤情况、指甲情况、有无酒精过敏史、有无心脏起搏器、用氧情况、体位、基础血压、周围环境、光照情况及有无电磁波干扰等情况。

3.安置舒适体位 安置患者成舒适的仰卧位。

4.开机 连接监护仪电源，打开主机开关。

5.连接导联和插件 连接血压计袖带（图3-6），连接血氧饱和度插件，连接心电导联线、电极片（图3-7）。

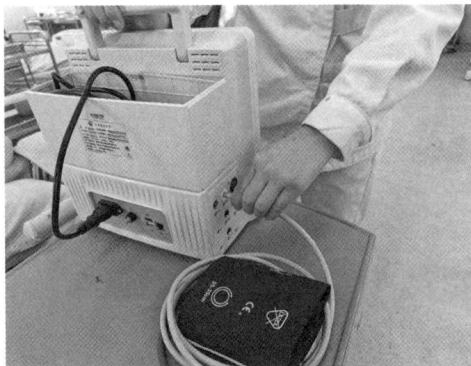

图3-6　连接血压计袖带

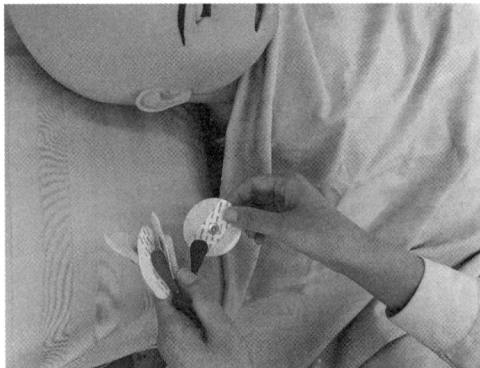

图3-7　连接电极片

6.心电监测 暴露胸部，正确定位，清洁皮肤。

（1）五导联电极片位置　右上（RA）：右锁骨中线第1肋间；左上（LA）：左锁骨中线第1肋间。右下（RL）：右锁骨中线剑突水处。左下（LL）：左锁骨中线剑突水平处。胸导（C）：胸骨左缘第4肋间，或者临床需要的监测胸导联的位置（图3-8）。

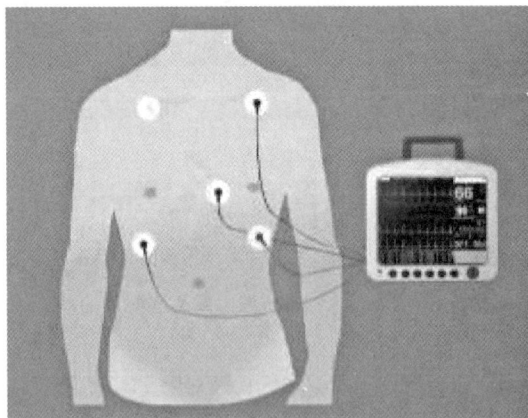

图3-8　五导联电极片位置

（2）三导联电极片位置　右上（RA）：右锁骨中线第1肋间。左上（LA）：左锁骨中线第1肋间。胸导（C）：胸骨左缘第4肋间，或者临床需要的监测胸导联的位置。

7.整理衣服 为患者系好衣扣。

8. **SpO₂监测** 将SpO_2传感器安放在患者身体的合适部位，接头线置手背，指甲面朝上，红点照指甲，及时观察数值（图3-9）。

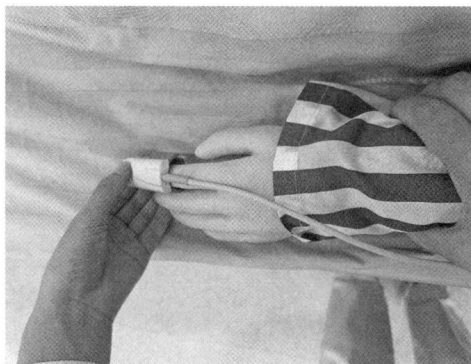

图3-9 SpO_2传感器位置

9. **无创血压监测** 选择合适的部位，缠血压计袖带（图3-10）。使被测肢体与心脏处于同一水平，伸肘并稍外展，将袖带平整地缠于上臂中部，袖带下缘应距肘窝2~3cm，松紧以能放入一指为宜，设定测量间隔时间，按测量键。

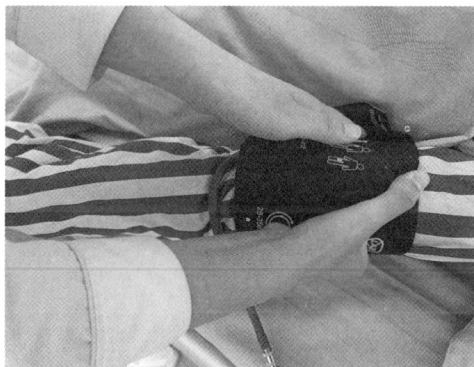

图3-10 缠血压计袖带

10. **其他监测** 呼吸、体温等。

11. **设定参数** 打开报警系统，根据患者情况，设定正常成人报警的上、下限参数（表3-1、图3-11）。

表3-1 报警上、下限范围

参数	参考值	报警上、下限范围
心率（H）	60~100次/分	
收缩压（SBP）	90~140mmHg	根据参考值、病情或基础值上下10%~20%
舒张压（DBP）	60~90mmHg	
平均动脉压（MAP）	60~110mmHg	

续表

参数	参考值	报警上、下限范围
呼吸（R）	12~18次/分	10~30次/分
血氧饱和度（SpO₂）	96%~100%	90%~100%

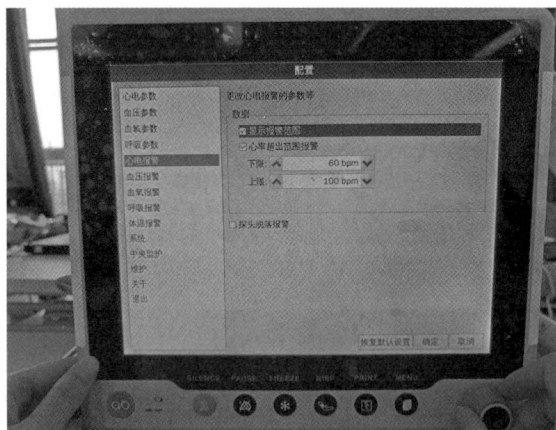

图 3-11　设定各参数报警值

12.调节波形　选择标准Ⅱ导联，清晰显示P波，调节振幅大小。

13.记录　调至主屏，洗手并记录。

14.停止监护　向患者解释，关闭监护仪，撤除导联线及电极、血压计袖带等，清洁皮肤，安置患者。

15.终末处理　含氯消毒剂或75%乙醇抹布擦拭仪器表面及导联线等。

● 注意事项 ●

（1）放置电极片时，应选择最佳放置部位，以获得清晰的心电图波形，但应避开伤口、瘢痕、中心静脉插管、起搏器及电除颤时电极板的放置部位。

（2）密切监测患者心电波形，出现异常时，如排除各种干扰和电极脱落，应及时汇报医生处理，有起搏器的患者，注意区分正常心率和起搏心率。

（3）电极片一般48小时更换一次，监护过程中及时观察电极片是否刺激皮肤，若有皮肤过敏现象，及时更换电极片或改变位置。

（4）心电监护只是为了监护，不具有诊断意义，若需详细观察心电图，应做常规导联心电图。

（5）不要在同一肢体上同时进行血氧饱和度监测和血压测量，因血压测量时对血流的阻断会影响血氧饱和度监测的值。

（6）SpO₂监测要求患者避免指甲过长，染色、污垢或是灰指甲的手指。如果血氧监测很长一段时间后，患者手指会感到不适，应更换另一个手指进行监护。

任务评价

项目		内容	分值	扣分
心电监护技术流程	评估解释（16分）	• 核对患者相关信息（床号、姓名、住院号）	2	
		• 向患者解释目的并取得合作	2	
		• 评估患者病情、意识状态、皮肤情况、指甲情况、有无过敏史、有无起搏器、用氧情况、体位、基础血压等情况	4	
		• 评估患者周围环境、光照情况及有无电磁波干扰	4	
		• 七步洗手、戴口罩	4	
	舒适体位（2分）	• 安置患者成舒适的仰卧位	2	
	连接导联和插件（10分）	• 连接监护仪电源，打开主机开关	2	
		• 检查监护仪功能是否完好	2	
		• 连接血压计袖带	2	
		• 连接血氧饱和度插件	2	
		• 连接心电导联线，五电极连接正确	2	
	心电监测（16分）	• 暴露胸部，正确定位，清洁皮肤	4	
		• 右上（RA）：右锁骨中线第1肋间	2	
		• 左上（LA）：左锁骨中线第1肋间	2	
		• 右下（RL）：右锁骨中线剑突水处	2	
		• 左下（LL）：左锁骨中线剑突水平处	2	
		• 胸导（C）：胸骨左缘第4肋间，或者临床需要的监测胸导联位置	2	
		• 为患者系好衣扣	2	
	SpO_2监测（4分）	• 将SpO_2传感器安放在患者身体的合适部位	2	
		• 红点照指甲，指甲面朝上，及时观察数值	2	
	血压监测（12分）	• 使被测肢体与心脏处于同一水平	2	
		• 伸肘并稍外展，将袖带平整地缠于上臂中部	2	
		• 袖带下缘应距肘窝2~3cm	2	
		• 松紧以能放入一指为宜	2	
		• 设定测量间隔时间	2	
		• 按测量键	2	
	设定参数（4分）	• 打开报警系统，根据患者情况，设定报警上、下限参数	4	
	调节波形（8分）	• 选择标准Ⅱ导联，清晰显示P波	2	
		• 调节振幅大小	2	
		• 七步洗手，记录	4	
综合评价	人文关怀（12分）	• 注意保护患者安全和职业防护	4	
		• 注意保暖和隐私保护	4	
		• 沟通有效，充分体现人文关怀	4	
	关键环节（16分）	• 临床思维：根据案例，护理措施全面正确	12	
		• 程序正确，操作规范，动作迅速	4	
	得分			

📝 **任务总结**

_____

_____

_____

_____

_____

🧑‍⚕️ **思政元素：慎独精神**

"警钟" 长鸣

在某高血压、高血压心脏病、心功能3级、心房颤动室性期前收缩患者住院的凌晨3：09，当班护士在护士站发现中心监护站患者监护为一条直线，以为该患者导联线脱落所致，于是走到患者身旁检查导联线情况，导联线并未脱落，于是呼叫患者，患者神志丧失，护士立即通知医生抢救，予以心肺复苏1小时未成功，于4：09宣告临床死亡。死亡原因为心源性猝死。回放患者监护记录，2：45出现了尖端扭转型室性心动过速，随之出现心室颤动，持续近10分钟，然而一直没有听到报警。

心电监护仪是持续监测患者病情的仪器，是医护人员的"一只眼"，应该第一时间发现患者的病情变化，如果未及时发现，丧失了抢救的时机，患者可能因此丧失宝贵的生命。医护人员不仅心里要有"警钟"，把患者的生命安全放在第一位，在行动上也要有"警钟"，一定要有慎独精神，合理设置监护仪报警值，重视监护仪的报警管理，落实报警管理制度，让这只"眼"为患者的安全保驾护航。

目标检测

1.关于心电监护临床的意义，以下不妥的是（　　）

　　A.及时发现和识别心律失常

　　B.持续心电监护可以及时发现心肌缺血和心肌梗死

　　C.持续心电监护可以及时发现低钾、低钙等电解质改变

　　D.可观察心脏起搏功能

　　E.可减少生命体征测量的次数

2.脉搏血氧饱和度的正常值是（　　）

　　A. 60% ~70%　　　　　　　　B. 80% ~90%　　　　　　　　C. 90% ~100%

D. 96% ~100%　　　　　　E. 80% ~100%

3.患者，女性，45岁，有慢性支气管炎病史20余年，计划于次日行胆总管切开取石术，做好术前准备。因心脏病发作，出现心力衰竭而入外科ICU，以下处理中不必要进行的是（　　）

　　A.连续测血压　　　　　B.血氧饱和度监测　　　　　C.心电示波监测

　　D.中心静脉压监测　　　E.肢体活动功能监测

4.某急性心肌梗死患者行心电监护时，ECG显示QRS振幅低，原因可能是（　　）

　　A.肌电干扰

　　B.电磁干扰

　　C.两个电极之一正好放在了心肌梗死部位的体表影区

　　D.线路连接不良

　　E.电极正、负位置放倒置

5.患者，男性，69岁，因车祸致肝脾破裂、多发肋骨骨折、肾挫伤。既往有冠心病史20余年。急诊行肝脾破裂修补术，术后入ICU监测治疗。对患者进行心电监护时，错误的护理是（　　）

　　A.放置电极片前清洁摩擦胸壁皮肤，保持导电良好

　　B.放置电极片时，避开电除颤的部位

　　C.选择显示P波良好的导联

　　D.电极片使用48小时后及时更换电极

　　E.导联为综合导联，电极可以随意放置

6.血压监护时错误的做法是（　　）

　　A.袖带展开后应缠在患者肘关节上1~2cm处，松紧程度应以能够插入1~2指为宜

　　B.手臂应和患者的心脏保持平齐，血压袖带充气时应嘱患者不要讲话或乱动

　　C.测压手臂可以同时用来测量血氧饱和度

　　D.测压手臂不宜同时用来测量体温

　　E.测压手臂不宜输液或有恶性创伤，否则会造成血液回流或伤口出血

✎ 课后笔记

_____

_____

_____

_____

_____

（贾斯晗　刘　玮）

任务二 除颤技术

☞ 任务导入

情境案例: 患者,男性,73岁,因"胃癌"收治入院,今天在全麻下行"胃大部切除术",苏醒后持续监护,监护过程中护士发现其意识丧失,监护仪心电图显示心室颤动波形,立即启动应急反应系统,推抢救车、除颤仪进行抢救。

📖 学习目标

知识目标: 能说出除颤仪使用的主要操作步骤、要点及注意事项。

技能目标: 可以及时、准确地识别心搏骤停,正确实施电除颤,并判断救护是否有效。

素质目标: 具有"时间就是生命"的急救意识,能描述团结协作在救护中的重要性。

📚 知识回顾

• 相关知识 •

1.电除颤 又称电复律,是用电能来治疗快速异位心律失常,是借用除颤仪向患者胸廓放电或直接作用于心脏,抢救心搏骤停患者,使之转为窦性心律的方法。尽早快速除颤是生存链中最重要的一环。

2.心脏电复律分类 根据是否启用同步触发装置,将电复律分为同步与非同步电复律。同步电复律启用同步触发装置,用于转复心室颤动以外的各类异位性快速心律失常。非同步电复律不启用同步触发装置,可在任何时间放电,用于转复心室颤动或心室扑动。

• 适应证及禁忌证 •

1.适应证 心室颤动、心室扑动等心律失常、心脏停搏、心电-机械分离。有文献报道,约80%的成人心源性猝死是因心室颤动(VF)所致,而心搏骤停发生1分钟内行电除颤,患者存活率可达90%,每延迟电除颤时间1分钟,复苏的成功率将下降7%~10%。

2.禁忌证 低钾血症,洋地黄中毒所致的心律失常,病态窦房结综合征。

• 基本原理 •

所有心肌细胞在受到适宜的外界刺激时均会产生兴奋，心脏电复律就是要向患者心脏发放一定强度的电脉冲，其发放的形式有两种：同步电复律是在患者自身心律的有效不应期中传递电脉冲；非同步电除颤是在整个心室颤动期间的任意时刻传递电脉冲。强大的电流可使心肌细胞在短时间内同时除极，然后进入静息期，从而打断心律失常的折返环，造成心脏短暂静止，窦房结便可趁机重新控制和主导心脏的活动，恢复窦性心律（图3-12、图3-13）。

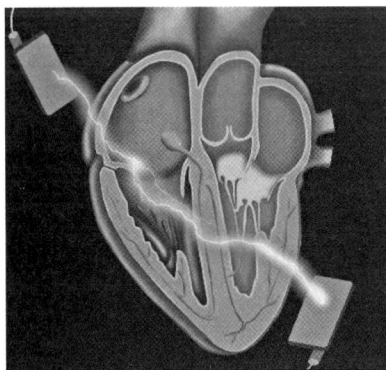

图3-12　向心脏发放一定强度的电脉冲

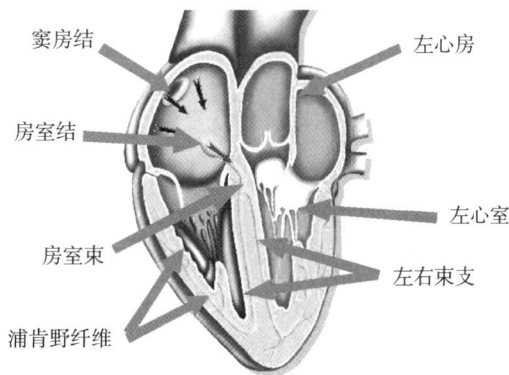

图3-13　窦房结重新发起冲动

📖 任务实施

• 评估 •

1.评估环境　首先评估患者周围环境，确保环境安全。

2.评估伤情

（1）判断意识　同心肺复苏术。

（2）判断心律失常类型　观察心电图波形，判断心律失常类型。

3.立即呼救　抢救与呼救并重，启动EMSS，推抢救车，取除颤仪。

• 物品准备 •

除颤仪（图3-14）、导电胶，尚需配备各种抢救和心肺复苏所需要的器械和药品，如氧气、吸引器、气管插管用品、血压和心电监测设备，及配有常规抢救药品的抢救车等，以备急需。

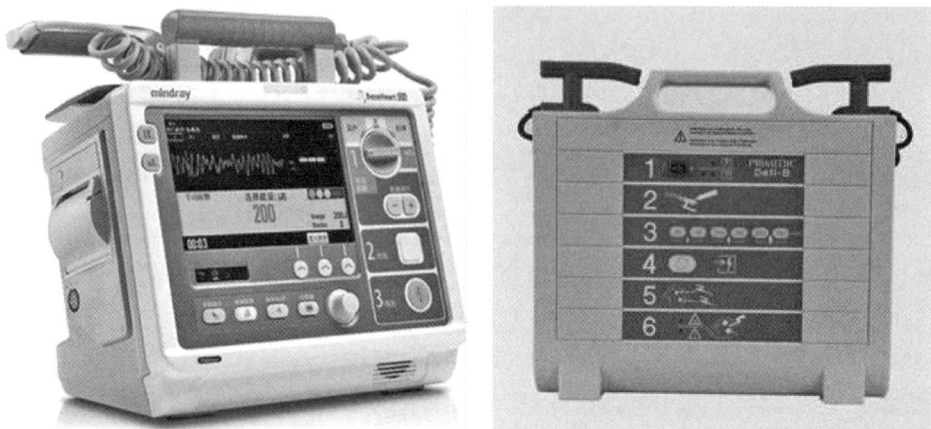

图 3-14　不同型号除颤仪

● 实施 ●

1.**患者体位**　患者卧于绝缘的木板床上，取仰卧位。解开其衣领、松开腰带，暴露胸部。

2.**开机**　打开除颤器电源开关。

3.**涂导电胶**　两电极板涂以专用导电胶，以保证电极板与患者皮肤之间有良好的接触，但盐水纱布以浸湿而不滴水为宜，以防止大量的水带到患者皮肤上引起电能的流失或烧伤皮肤。其中有"APEX"（这里指心尖）字样的电极板放右手（图3-15）。

4.**选择模式**　根据患者情况选择心脏电复律的方式。心室颤动或心室扑动选择非同步，一般除颤仪默认为非同步模式，其他心律失常选择同步。

5.**选择能量**　根据不同病情，设置复律电能量，单项波一般首选360J，双向波150~200J（图3-16）。

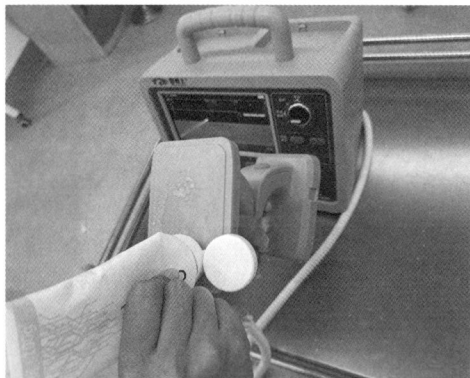

图 3-15　涂导电胶

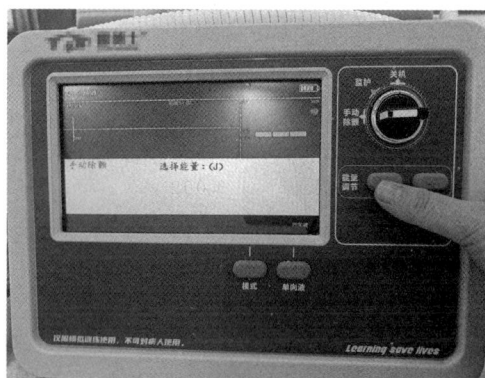

图 3-16　选择能量

6.充电　按界面上或者电极板上充电按钮（图3-17）。充电时，两电极板至少距离10cm以上，充电不宜过早，最好在放置电极板前一步完成，否则，如果误碰电极板开关或超过10秒，电极板会随时放电。

7.放电极板、清场　电极板最常用的是前侧位置，左手电极板放置于患者胸骨右缘第2肋间，即心底部，右手电极板放置于患者左腋前线第5肋间，即心尖处。两电极板紧贴胸壁，施以2~5kg压力，核实无任何人与患者和电极有直接或间接接触（图3-18）。

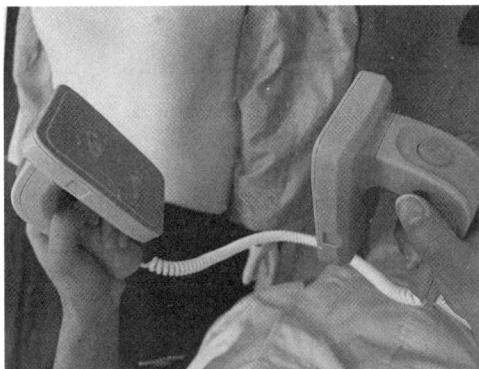

图 3-17　按下充电按钮

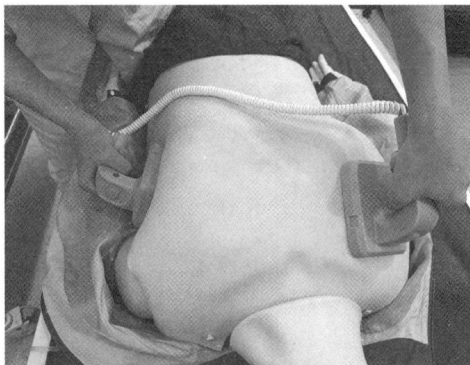

图 3-18　放置电极板

8.放电　双手大拇指同时按下放电按钮（图3-19）。

9.观察　观察患者心律转复情况，如未成功可重复进行（图3-20）。

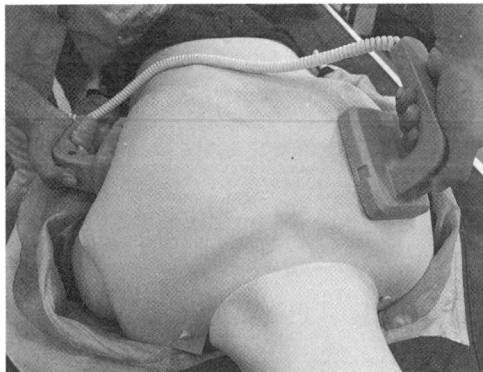

图 3-19　大拇指同时按下放电按钮

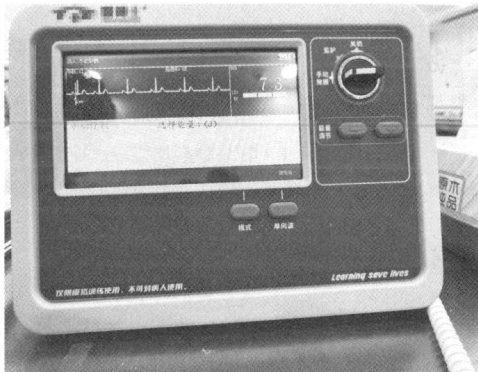

图 3-20　观察心电活动

● 整理 ●

（1）操作结束后，擦拭患者胸前皮肤上的导电胶，为患者安置复苏体位，密切观察病情；整理操作用物，记录抢救过程等。

（2）复原按钮，清理电极板，定点放置除颤仪，并充电，持续监护患者。

📖 任务评价

项目		内容	分值	扣分
	操作准备 （7分）	• 护士准备：衣帽整洁，洗手，戴口罩	2	
		• 用物准备：除颤仪、导电胶、心电导联线及电极、抢救车、纱布、弯盘	5	
	评估患者 （7分）	• 患者病情、意识状态、心电图	4	
		• 除颤仪性能	3	
除颤 技术 流程	操作要点 （62分）	• 携用物至床旁，核对床头卡	2	
		• 观察并判断患者是否心律失常	3	
		• 接电源，开启机器开关	3	
		• 患者去枕平卧于硬板床上	3	
		• 暴露患者胸部	3	
		• 一手持导电胶，一手持两个电极板，涂导电胶，两电极板均匀涂抹	5	
		• 选择合适的能量：单相波360J，双相波150~200J	5	
		• 充电	5	
		• 放置电极板至患者胸壁合适位置，轻轻旋转	5	
		• 观察心电图（非同步无须此步）	5	
		• 双手用力压下电极板使其紧贴患者胸壁，观察接触显示灯	5	
		• 请大家让开并环顾四周	5	
		• 两手同时按下两个电极板上的放电键	5	
		• 观察患者心电图改变	5	
		• 如果心室颤动/心室扑动持续出现，2分钟CPR，继续重复步骤	3	
	终末处理 （16分）	• 操作完毕，将能量开关复位	2	
		• 纱布清洁皮肤，安置患者	2	
		• 继续心电监护，遵医嘱用药	2	
		• 洗手，记录	2	
		• 终末处理清洁电极板	2	
		• 记录除颤仪使用记录本	2	
		• 除颤仪插电源备用	2	
		• 垃圾分类处置正确	2	
综合 评价	综合评价 （8分）	• 人文关怀，患者安全	4	
		• 急救意识，团队合作	4	
	得分			

✎ 任务总结

_____

_____

_____

_____

_____

思政元素：永不放弃

20余次除颤　70分钟抢救

"心室颤动又来了……""所有人让开，200J准备除颤……"2021年某天，上海市某医院胸痛中心医护团队和死神展开了赛跑，历经70分钟的院内抢救，在连续电除颤20余次后，终于将心肌梗死老人从"鬼门关"拉了回来。

这天中午，金老伯感到胸痛难忍，浑身大汗淋漓，眼看胸痛愈演愈烈，家人赶紧拨打了"120"。急救人员抵达后，随即为老人完成了院前首次心电图检查，并将结果通过微信实时传输至医院胸痛中心。经确诊，金老伯为急性广泛前壁心肌梗死。

15分钟后，金老伯被送至医院急诊抢救室，监护仪报警，"快，患者发生严重心室颤动，立即电击除颤。"在胸痛中心医生5次除颤后，心室颤动暂时得以控制。在为其进行冠状动脉造影加支架植入术时金老伯再次发生了心室颤动！"准备除颤！"陆主任带领团队沉着谨慎地应对着随时出现的病情变化。经过胸痛中心医护人员的全力抢救，历经20余次电击除颤，心电监护仪上终于出现了自主心律波形。此时，造影结果显示老伯冠状动脉一根主要大血管已经堵塞95%~99%。医生赶紧为其植入支架，迅速开通其闭塞的血管，金老伯终于转危为安。此时距离他被送到医院仅70分钟，比国际标准快了20分钟。

入院9天后，老伯高高兴兴地准备出院了。他表示："要是没有医护人员的及时抢救，后果真的不堪设想，感谢你们对我的救命之恩！"陆主任对此坦言："说实话，面对如此凶险的病情，谁也没有百分之百的把握，但大家心里都铆着一股劲，不放过任何一丝生的希望！"

这是一个真实的故事，也是经常发生的故事，医护人员面对每一个生命都是竭尽全力，永不放弃，给患者带来生的希望。

目标检测

1.患者，女性，60岁，4小时来持续心前区痛，确诊为急性心肌梗死收入ICU，监护发现患者出现心室颤动，此时护士应采取的首要措施是（　　）

　　A.心内注射利多卡因　　　　B.气管插管　　　　C.高压吸氧

D.非同步电除颤   E.同步电除颤

2.心室颤动时采用的工作模式为（　　）

    A.同步   B.先同步后非同步   C.先非同步后同步

    D.非同步   E.同步和非同步均可以

3.关于电除颤说法错误的是（　　）

    A.两电极片位置距离>15cm   B.放电前有人接触患者也无妨

    C.注意擦干皮肤   D.电极板位置正确

    E.紧贴皮肤

4.电极板分别置于（　　）

    A.胸骨左缘第2肋间及心尖区   B.胸骨左缘第2肋间及心底区

    C.胸骨右缘第2肋间及心底区   D.胸骨右缘第2肋间及心尖区

    E.胸骨右缘第2肋间及后背

5.心搏骤停时心电活动约2/3的是（　　）

    A.心室颤动   B.心房颤动   C.心电机械分离

    D.室上性心动过速   E.室性心动过速

✎ 课后笔记

_____

_____

_____

_____

_____

（贾斯晗）

任务三　球囊面罩通气

☞ 任务导入

情境案例: 患者,男性,36岁。因车祸入院,警车送来抢救室时,患者全身多处骨折,伤口出血不止,呼之不应,呼吸停止。请问:该如何给予患者呼吸支持?

📖 学习目标

知识目标: 能解释简易呼吸器的结构原理,说出简易呼吸器使用注意事项。

技能目标: 能正确使用简易呼吸器进行急救,正确进行病情判断。

素质目标: 具有"时间就是生命"的急救意识,养成关爱健康、尊重生命的职业素养。

📚 知识回顾

• 简易呼吸器囊的组成与工作原理 •

简易呼吸气囊(图3-21),又称简易呼吸器、球囊面罩,由面罩、单向阀、安全阀、球体、氧气储气袋、氧气连接管组成,其中氧气储气阀及氧气连接管必须与外接氧气组合,如未接氧气时应将两项组件取下。

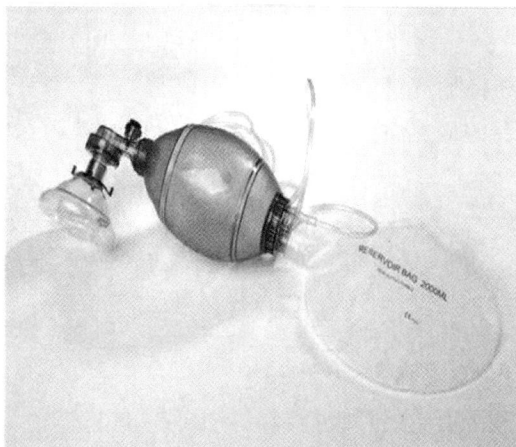

图 3-21　简易呼吸气囊

当挤压球体时,产生正压,将进气阀关闭,内部气体强制性推动单向阀打开,并堵住出气阀,球体内气体即由单向阀中心切口送向患者(图3-22)。将被挤压的球体松开，单向阀即刻向上推，并处于闭合状态，以使患者吐出的气体由出气口放出（图3-23）。与此同时，进气阀受到球体松开所产生的负压，被打开，储气袋内氧气送入球体，直到球体完全恢复挤压前的原状。

为避免过高的氧气流量及过低挤压次数而造成球体及储气袋内压力过高，特设计储气安全阀释放出过量气体，以便保持低压的氧气供应，保障患者的安全。

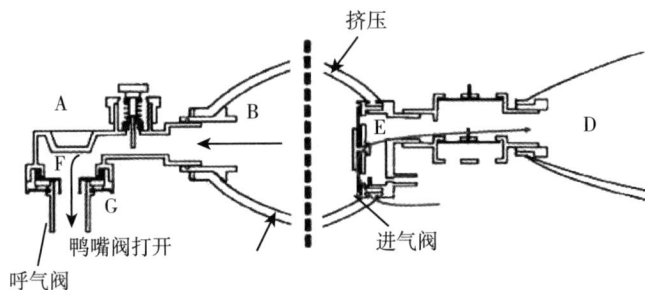

图 3-22　挤压球囊

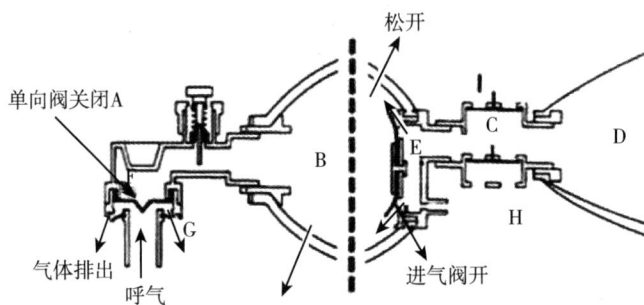

图 3-23　松开球囊

• 目的 •

（1）维持和增加机体通气量。

（2）纠正威胁生命的低氧血症。

• 适应证 •

（1）心肺复苏。

（2）各种中毒所致的呼吸抑制。

（3）神经、肌肉疾病所致的呼吸肌麻痹。

（4）各种电解质紊乱所致的呼吸抑制。

（5）各种大型的手术。

（6）配合氧疗。

（7）运送病员，适用于机械通气患者做特殊检查、进出手术室等情况。

（8）临时替代呼吸机，遇到呼吸机因障碍停电等特殊情况时，可临时应用简易呼吸气囊替代。

● 禁忌证 ●

（1）中等量以上的咯血。

（2）中毒肺囊肿和肺大泡。

（3）张力性气胸。

（4）纵隔气胸。

（5）急性心肌梗死。

（6）低血容量性休克未补充血容量之前。

📖 任务实施

● 操作方法 ●

（1）评估患者是否有使用指征和适应证。

（2）通知人员配合抢救，看抢救时间。

（3）选择合适的面罩及简易呼吸气囊快速至患者身边。

（4）取抢救体位，去枕平卧，松解衣物，检查颈椎有无损伤，口腔内有无活动义齿，有无舌根后坠等，清理呼吸道（必要时取假牙，清除口腔异物）。

（5）开放气道（方法请参照心肺复苏）。

（6）快速连接面罩、球囊（有条件接上氧气，调节流量10~12L/min，使储氧袋充盈，若无供氧不要接储氧袋）。

（7）位于患者头顶部，将面罩紧扣患者的口鼻部，按紧不漏气，采用"EC"手法，即以左手拇指和示指将面罩紧扣于患者口鼻部，中指、无名指和小指放在患者耳垂下方下颌角处，将下颌向前上托起，用右手有规律地挤压气囊，将气体送入肺中。（若气管插管或气管切开的患者使用，应将痰液吸尽，气囊充气后使用），使用时注意：①一般潮气量8~12ml/kg，（通常成人400~600ml的潮气量以使胸壁抬起）；②呼吸频率为成人10次/分，小儿挤压次数20~30次/分，快速挤压气囊时，应注意气囊的频次和患者呼吸的协调性，防止在患者呼气时挤压气囊；③吸呼时间比成人一般为1∶1.5~2；④患者对呼吸器的适应性，胸壁是否随气囊的挤压而起伏；⑤经由面罩内透明部分观察患者的嘴唇与面部颜色的变化；⑥观察单向阀工作是否正常；⑦在呼气时，观察面罩内是否呈雾气状。

（8）评估患者面色转红，口唇红润，移开气囊，保持气道开放。看"胸廓有起伏"；听"有呼吸音"；感觉"有气体逸出"，说明自主呼吸恢复，抢救成功，据医嘱改鼻导管吸氧或连接呼吸机。

（9）根据病情取合适体位，清洁患者口鼻。

（10）洗手、看抢救时间。

（11）确认患者无异常后将气囊撤离现场。

（12）处理用物。

● 注意事项 ●

（1）选择合适的面罩，以便得到最佳的使用效果。

（2）使用简易呼吸器容易发生的问题是由于活瓣漏气，使患者得不到有效通气，所以要定时检查、测试、维修和保养。

（3）挤压呼吸囊时，压力不可过大，挤压呼吸囊的1/3~2/3为宜，亦不可时大时快时慢，以免损伤肺组织，造成呼吸中枢紊乱，影响呼吸功能恢复。

（4）发现患者有自主呼吸时，应同步挤压气囊，以免影响患者的自主呼吸。

（5）对清醒患者做好心理护理，解释应用呼吸器的目的和意义，缓解紧张情绪，使其主动配合，并边挤压呼吸囊边指导患者"吸…""呼…"

（6）呼吸器使用后，气囊、接头、面罩，都要做好消毒处理，避免交叉感染。

（7）弹性呼吸囊不宜挤压变形后放置，以免影响弹性。

📖 任务评价

项目	内容	分值	扣分
操作前（10分）	• 面罩完好，不漏气 • 单向阀工作正常 • 气囊及储氧袋完好无漏气	10	
操作中（75分）	• 巡视发现患者面色青紫，口唇发绀	3	
	• 判断意识（拍患者双肩，分别对双耳呼叫），病情判断正确，患者无意识，去枕平卧，立即呼救，看抢救时间	10	
	• 开放气道（仰头抬颏法），判断患者呼吸（10秒），看"胸廓无起伏"；听"无呼吸音"；感觉"无气流逸出"，摸"一侧颈动脉有搏动"	10	
	• 检查口鼻腔有分泌物；有无义齿，有义齿要取出；有分泌物，头偏向一侧，清除口鼻腔分泌物	5	
	• 环视周围用氧环境安全：用氧装置性能完好	2	
	• 将简易呼吸器接上氧气，调节氧流量10L/min，流量调节准确，给氧管道通畅	5	
	• 一手以"EC"手法固定面罩，另一手挤压简易呼吸囊；施救时应观察：A.患者胸廓是否随着气囊的挤压而起伏；B.在呼气时观察面罩内部是否呈雾状状态；C.每次送气量400~600ml；D.频率到标准为10次/分；E.呼吸囊单向阀工作正常	20	
	• 在挤压过程中观察患者病情变化，10次通气后再次判断。移开面罩，保持气道开放，看"胸廓有起伏"；听"有呼吸音"；感觉"有气流逸出"。患者面色转红，口唇红润，自主呼吸恢复，抢救成功，根据医嘱改鼻导管给氧，氧流量为8L/min	15	
	• 根据病情取合适体位，整理好床单位，与患者做好沟通，尊重患者，沟通到位	5	

续表

项目	内容	分值	扣分
操作后 （15分）	• 处理用物，洗手 • 完整、正确记录抢救全过程，抢救成功后仍需密切观察患者的病情变化，如有异常，立即报告医生，及时处理	5 10	
得分			

📝 任务总结

_____

_____

_____

_____

_____

👨‍⚕️ 思政元素：生命守护

生命的守护者——简易呼吸器

作为生命体征之一，呼吸功能对人的生死至关重要。急诊科和呼吸科经常碰到呼吸衰竭的患者，气管插管，呼吸机辅助通气，这些大家用得轻车熟路，也有众多的文献和书籍讲解。但是，似乎从来没有人注意到一个默默无闻的"小家伙"——简易呼吸器。在没有条件建立人工气道的时候，在呼吸机出现故障的时候，在很多医院转运患者的时候，这个简单的气球就会派上大用场。

一个做介入的患者，突然呼吸气促，血氧下降。专科医生在使用简易呼吸器，麻醉用短效肌肉松弛药后插管，已经出现自主呼吸，专科医生因为不熟悉呼吸器的使用方法，抱球速度过快，导致患者根本没时间呼气，非常痛苦，嘴里有管子说不了话，躁动不堪，血氧82%，心率160次/分。护士赶忙自己接过来，顺着患者呼吸用力，延长送气间隔，让患者呼气，一会把血氧提高到了100%，心率降到105次/分。这就是掌握简易呼吸器使用方法的重要性，对患者来说至关重要。

目标检测

1. 简易呼吸气囊成人挤压次数为（　　）
   A. 20~22次/分　　　　　　　B. 15~20次/分　　　　　　C. 10次/分
   D. 18~20次/分　　　　　　　E. 12~16次/分

2. 简易呼吸气囊小儿挤压次数为（　　）
   A. 20~30次/分　　　　　　　B. 10~20次/分　　　　　　C. 8~12次/分
   D. 16~20次/分　　　　　　　E. 10~12次/分

3. 在使用简易呼吸气囊时，按压气囊时间与放松时间之比为（　　）
   A. 1：1.5　　　　　　　　　B. 1：2　　　　　　　　　C. 1：3
   D. 2：3　　　　　　　　　　E. 1：1

4. 简易呼吸气囊连接氧气时，氧流量调至（　　）
   A. 4~6L/min　　　　　　　　B. 6~8L/min　　　　　　　C. 10~12L/min
   D. 11~12L/min　　　　　　　E. 12~14L/min

5. 简易呼吸气囊每次送气量为（　　）
   A. 400~600ml　　　　　　　B. 300~500ml　　　　　　　C. 250~600ml
   D. 500~800ml　　　　　　　E. 800~900ml

✍ **课后笔记**

_____

_____

_____

_____

_____

（徐益荣）

任务四　气管内插管术

👉 任务导入

情境案例：患者，男性，38岁。驾车回家途中发生车祸致头部受伤昏迷2小时，救护车送入医院急诊救治。体检：双侧瞳孔散大，呼吸浅慢，嘴唇发绀。请问：若你作为急诊科护士，如何做可挽救该患者生命？

📖 学习目标

知识目标：能说出气管内插管术的主要操作步骤、要点及注意事项。

技能目标：可以及时、准确地实施气管内插管术。

素质目标：具有"时间就是生命"的急救意识，能描述团结协作在急救中的重要性，并能发挥团结协作精神。

📚 知识回顾

• 相关知识 •

气管内插管术（tracheal intubation）是指将一特制的导管经口或经鼻通过声门直接插入气管内的技术。其目的是清除呼吸道分泌物或异物，解除上呼吸道阻塞，进行有效人工呼吸，增加肺泡有效通气量，减少气道阻力及无效腔，为气道雾化或湿化提供条件。根据插管时是否用喉镜显露声门，分为明视插管和盲探插管。临床急救中最常用的是经口明视插管术。

• 适应证 •

（1）呼吸、心搏骤停行心肺脑复苏者。

（2）呼吸功能衰竭需有创机械通气者。

（3）呼吸道分泌物不能自行咳出而需直接清除或吸出气管内痰液者。

（4）误吸患者插管吸引，必要时做肺泡冲洗术者。

• 禁忌证 •

气管插管没有绝对的禁忌证。然而，当患者有下列情况时操作应慎重。

（1）喉头水肿或黏膜下血肿、急性喉炎、插管创伤引起的严重出血等。

（2）颈椎骨折或脱位。

（3）肿瘤压迫或侵犯气管壁，插管可导致肿瘤破裂者。

（4）面部骨折。

（5）会厌炎。

📖 任务实施

• 评估 •

评估环境：首先评估患者周围环境，确保环境安全。

• 准备 •

1.物品准备 备气管插管盘，内有喉镜、气管导管芯、牙垫、注射器、吸痰管、吸引器、呼吸面罩及呼吸气囊等。喉镜有成人、儿童、幼儿三种规格；镜片有直、弯两种类型，常用为弯形片，因其在暴露声门时不必挑起会厌，可减少对迷走神经的刺激。气管导管：多采用带气囊的导管，婴幼儿选用无气囊导管。导管内径（ID）标号从2.5~11.0mm，每一号相差0.5mm，导管的选择应根据患者的性别、体重、身高等因素决定，紧急情况下无论男女都可选用7.5mm气管导管，小儿气管导管内径的选择可利用公式做出初步估计：导管内径（mm）=患儿年龄（岁）÷4+4.0。

2.患者准备 取仰卧位，头后仰，可在肩背部垫一小枕，使口、咽、气管基本重叠于一条轴线，对呼吸困难或呼吸停止患者，插管前使用简易呼吸器给予患者100%的氧气进行充分通气，以免因插管费时而加重缺氧。

• 实施 •

1.检查用物 插管前检查所需物品齐全、性能良好，如喉镜光源、导管气囊等。

2.选择导管、置入管芯 确保管芯位于离气管导管前端开口1cm处。

3.置入喉镜 操作者右手提颏张口并拨开上下唇，左手持喉镜，从右嘴角斜形置入。镜片抵咽喉部后转至正中位，将舌体推向左侧，此时可见到悬雍垂（此为声门暴露的第一个标志），然后顺舌背将喉镜片稍作深入至舌根，稍稍上提喉镜，即可看到会厌的边缘（此为声门暴露的第二个标志）。看到会厌边缘后，如用弯形喉镜片，可继续稍作深入，使喉镜片前端置于会厌与舌根交界处，然后上提喉镜可看到声门（注意以左手腕为支撑点，而不能以上门齿作为支撑点）。

4.暴露视野 充分吸引视野处分泌物。

5.置入导管 右手以持笔式持气管导管，沿患者的右口角置入，在明视声门的情况下将导管插入声门后，迅速拔除管芯，继续置管，直到气管导管的套囊进入声带下3~4cm的位置。

6.确认导管在气管内　安置牙垫，拔出喉镜。采用最小闭合容积法或最小漏气技术对气囊进行充气，直至通气时气囊周围无漏气，或测量气囊压力不超过20~30cmH₂O，以此决定注入气囊的气体量，一般需注入5~10ml气体。轻压胸廓导管口感觉有气流，连接简易呼吸器压入气体，观察胸廓有无起伏，同时听诊两肺呼吸音是否存在和对称。有条件可将气管导管与CO_2探测器或呼气末CO_2监测仪相连，出现正常的PCO_2波形是气管导管位于气管内的可靠指标。

7.固定　用长胶布妥善固定导管和牙垫，气囊充气后连接人工通气装置。

● **整理** ●

整理用物，医疗垃圾分类处置，并做详细记录。

📖 任务评价

项目	内容	分值	扣分
操作准备 （10分）	• 护士准备：衣帽整洁，洗手戴口罩	3	
	• 用物准备：可视喉镜、气管导管（根据患者情况选择，大、小各一）、气管导管管芯、吸引器、胶带、牙垫、5ml注射器、检查手套、吸痰管、听诊器、呼吸面罩及呼吸气囊等	7	
评估患者 （9分）	• 核对，评估患者病情、意识状态等	4	
	• 患者气道情况，排除气道困难患者，如喉头水肿、张口困难、口腔肿瘤占位性病变、颌面部畸形肿瘤等	5	
操作要点 （81分）	• 携用物至床旁，核对床头卡	3	
	• 向患者解释气管插管的目的等，获得患者签署知情同意书	5	
	• 安置患者体位：患者平卧，枕下垫高10cm左右，使口、咽部和气管在一条直线上	3	
	• 根据患者年龄、身高等选择合适大小的喉镜片，连接显示器，旋转喉镜片，完成喉镜组装	10	
	• 选用大小合适的气管导管	5	
	• 润滑后置入导管：右手以持笔式持气管导管，沿患者的右口角置入，在明视声门的情况下将导管插入声门后，迅速拔除管芯，继续置管，直到气管导管的套囊进入声带下3~4cm的位置	15	
	• 确认导管在气管内：安置牙垫，拔出喉镜。对于清醒烦躁的患者，需给予镇静和肌松剂，以便更好地完成插管，消除患者的不适	10	
	• 给气管导管气囊充气，维持气囊压力在20~30cmH₂O，听诊确定两侧对称后用胶带或固定器固定气管导管	10	
	• 协助患者取仰卧位或斜坡卧位	5	
	• 连接通气设备以进行人工通气	5	
	• 将使用后喉镜拆卸，正确清洗消毒后整理备用	5	
	• 洗手，记录	5	
得分			

📝 **任务总结**

_____

_____

_____

_____

_____

目标检测

1.气管插管时间不宜超过（　　）

    A. 6小时　　　　　　　　　　　　B. 12小时

    C. 24小时　　　　　　　　　　　　D. 36小时

    E. 72小时

2.行气管插管时，成年男性应选用的气管导管为（　　）

    A. 导管号数＝年龄+8　　　　　　　B. F32~36号

    C. F36~40号　　　　　　　　　　　D. 经鼻插管时，相应大2~3号

    E. 经鼻插管时，选用带气囊的导管

3.气管导管管芯在插入导管后其远端距离导管开口应为（　　）

    A. 0.5cm 以下　　　　　　　　　　B. 0.5~1cm

    C. 1~1.5cm　　　　　　　　　　　D. 1.5~2.0cm

    E. 2.0~2.5cm

4.关于气管插管患者吸痰说法，不正确的是（　　）

    A. 根据患者具体情况确定吸痰间隔时间

    B. 痰液黏稠时，可先向气管内滴注糜蛋白酶

    C. 吸痰时加大给氧浓度

    D. 动作轻柔，不要反复上下提插

    E. 每次吸引时间不超过20秒

5.气管插管气囊常规放气一次的时间为（　　）

    A. 1小时　　　　　　　　　　　　B. 2小时

    C. 3小时　　　　　　　　　　　　D. 4小时

    E. 5小时

✎ 课后笔记

（徐　莉）

任务五 有机磷中毒救护

☞ 任务导入

情境案例：患者，女性，35岁，半小时前与家人吵架后服下敌百虫，口吐白沫被家人发现后急送入院。查体：神志不清，呼气有蒜臭味，皮肤湿冷，面部肌肉抽搐，双侧瞳孔缩小呈针尖样，双肺闻及湿啰音。请问：应如何救护该患者？

📖 学习目标

知识目标：能说出有机磷中毒的发病机制，描述患者的临床表现和用药原则。

技能目标：可以及时、准确地识别有机磷中毒，正确判断病情轻重并施以救治。能对民众进行预防有机磷中毒的健康宣教。

素质目标：具有"时间就是生命"的急救意识，树立向民众传播珍惜生命、预防有机磷中毒的健康意识。

📚 知识回顾

• 相关知识 •

1.急性中毒 大量毒物或毒性较剧烈的毒物突然进入人体，迅速引起机体出现中毒症状。急性中毒起病急，症状重，变化快，如不积极抢救治疗，往往危及生命。

2.有机磷农药 是我国目前普遍生产、广泛使用的一类高效杀虫剂，属于有机磷酸酯或硫代磷酸酯类化合物，对人畜均有毒性。该类药物多呈油状或结晶状，色泽呈淡黄色、棕色，有特有的大蒜臭味，一般难溶于水，不易溶于多种有机溶剂，在碱性条件下易分解失效（除敌百虫外）。有机磷农药品种多，根据毒性大小分为4类：①剧毒类，如甲拌磷（3911）、对硫磷（1605）、内吸磷（1059）；②高毒类，如甲胺磷、氧化乐果、敌敌畏、甲基对硫磷；③中毒类，如美曲膦酯（敌百虫）、乐果、碘依可酯；④低毒类，如马拉硫磷、辛硫磷、氧硫磷等。

3.有机磷中毒的机制 主要是抑制体内胆碱酯酶的活性。正常情况下，胆碱能神经递质乙酰胆碱被胆碱酯酶水解而失活，有机磷杀虫剂进入机体后，胆碱酯酶与之迅速结合，生成磷酰化胆碱酯酶，从而失去水解乙酰胆碱的能力，致使组织中的乙酰胆碱过量蓄积，引起胆碱能神经先兴奋后抑制的一系列毒蕈碱样（M样）、烟碱样（N样）和中枢神经系统（CNS）症状，严重者可发生昏迷死亡。

• 临床表现 •

有机磷急性中毒多见于生活性中毒或生产使用操作不当，发病时间及严重程度与毒物侵入途径、剂量及种类密切相关。口服中毒后10分钟~2小时内出现症状；经皮肤吸收中毒，一般在2~6小时后发病。一旦症状出现，病情发展迅速。

1.毒蕈碱样症状（M样症状） 出现最早，主要是副交感神经过度兴奋产生的平滑肌痉挛和腺体分泌增加所致，表现为支气管痉挛、多汗、流泪、流涎、恶心、呕吐、腹痛、腹泻、心率减慢、瞳孔缩小等症状，严重时造成肺水肿。

2.烟碱样表现（N样症状） 主要是乙酰胆碱在横纹肌神经肌肉接头处过度蓄积所致，表现为全身横纹肌发生肌纤维颤动，甚至产生强直性痉挛。常有肌束颤动、牙关紧闭、抽搐、全身紧束压迫感，严重者发生肌力减退和瘫痪，呼吸肌麻痹致周围性呼吸衰竭。

3.中枢神经系统症状 主要为脑内乙酰胆碱积聚，中枢神经系统功能障碍引发的症状。表现为头痛、头晕、疲乏、共济失调，进而烦躁不安、意识模糊、谵妄、抽搐、昏迷等。

4.特殊表现 有些急性中毒患者，除以上的常规表现外，可能会出现下面的特殊表现，临床救护过程中需密切观察。

（1）中毒后"反跳"现象 有机磷杀虫药中毒经及时有效的急救后症状好转，可在数日到1周内突然再次出现面色苍白、大汗、肌束颤动、瞳孔缩小、胸闷、血压升高、心率减慢、肺部湿啰音、昏迷，甚至发生心律失常、肺水肿、呼吸衰竭致突然死亡。原因可能与残留在皮肤、毛发和胃肠道内的毒物被重吸收，或解毒药停用过早、减量过快有关。

（2）迟发性多发性神经病 少数急性中毒或重度中毒患者在症状消失后2~3周出现累及肢体末端的感觉和运动型神经病变，主要发生下肢瘫痪、四肢肌肉萎缩等神经系统表现。

（3）中间型综合征 少数患者在急性中毒的症状缓解后、迟发性神经病变之前，在急性中毒后24~96小时突然发生以肌无力为主要表现的综合征。死亡前可先有颈、上肢和呼吸肌麻痹。其原因可能与胆碱酯酶长时间受到抑制而影响神经-肌肉接头处突触后的传导有关。

• 辅助检查 •

1.全血胆碱酯酶（CHE）活力测定 是诊断有机磷农药中毒及其严重程度的重要指标。正常值为100%，有机磷中毒时，CHE降至正常人均值70%以下即有意义。

2.尿中有机磷杀虫药分解产物的测定 通过尿液检测有助于有机磷中毒的诊断。如对硫磷在体内氧化分解成对硝基酚由尿排出；敌百虫中毒时尿中可出现三氯乙醇。

3.毒物分析 将呕吐物、首次洗胃液、血液、尿液、粪便等标本送去检验。

● 病情判断 ●

1.轻度中毒 仅表现为毒蕈碱样症状，血胆碱酯酶活力为50%~70%。

2.中度中毒 除有明显毒蕈碱样表现，还伴有肌纤维颤动，血胆碱酯酶活力降至30%~50%。

3.重度中毒 除毒蕈碱样和烟碱样症状外，出现肺水肿、呼吸麻痹、脑水肿、昏迷等表现，血胆碱酯酶活力降至30%以下。

任务实施

有机磷中毒的救护原则，包括彻底清除毒物，应用阿托品、碘解磷定等特效解毒剂消除乙酰胆碱蓄积和恢复胆碱酯酶活力，严密监测病情抢救生命和对症支持治疗。

● 清除毒物 ●

立即将患者移离中毒现场，脱去污染衣服，用大量清水或肥皂水反复彻底清洗被污染的皮肤、毛发和甲缝等处，避免毒物再吸收；禁用热水或乙醇擦洗，以免加重毒物吸收。口服中毒者应及时清除胃肠道尚未吸收的毒物和减少毒素的吸收。常用催吐、洗胃、导泻等方法，进行愈早愈彻底，预后愈好。

1.催吐 适用于神志清醒且能配合的患者，只要胃内尚有毒物，都应做此处理。如出现以下情况不能催吐：昏迷、惊厥状态，误服强酸、强碱等腐蚀性毒物者，原有食管、胃底静脉曲张、主动脉瘤、消化性溃疡者，年老体弱者、高血压、冠心病、休克者等。分机械催吐和药物催吐：机械催吐可用压舌板、筷子、手指等刺激咽弓或咽后壁，诱发呕吐。呕吐前嘱其先饮用适量温清水或盐水，如此反复进行，直至吐出的液体变清为止。药物催吐可用吐根糖浆等。

2.洗胃 口服中毒6小时内者，应选用清水、生理盐水、2%碳酸氢钠（美曲膦酯即敌百虫中毒禁用）或1∶5000高锰酸钾（硫代膦酸酯如对硫磷中毒时忌用）尽早、彻底、反复洗胃，直到洗出的胃液清亮、没有大蒜样气味为止，胆碱酯酶活力稳定在50%左右。必要时保留胃管24小时以上，以便反复洗胃。

3.导泻 洗胃后口服或由胃管内注入泻药，可清除肠道内毒物。常选用25%硫酸钠。

• 特效解毒剂的应用 •

有机磷中毒的特效解毒剂是阿托品与胆碱酯酶复活剂，用药原则：早期、足量、联合、反复给药。特别是中、重度中毒应联合应用阿托品与碘解磷定，联用时阿托品减量。

1.阿托品 能阻断乙酰胆碱对副交感神经和中枢神经的 M 受体作用，能缓解毒蕈碱样症状，兴奋呼吸中枢，但不能恢复胆碱酯酶活力，对烟碱样症状及晚期呼吸肌麻痹无效。应早期、足量、反复给药，给药应与洗胃同时进行，严重心动过速和高热者慎用。静脉注射阿托品至毒蕈碱样症状消除或出现"阿托品化"（阿托品化的表现是瞳孔较前扩大、对光反射存在，心率增快，颜面潮红，皮肤黏膜干燥，肺内湿性啰音消失）时，酌情减量或延长给药间隔时间。用药后注意观察其效果。使用阿托品过程中，应准确地记录用药时间、剂量和效果。阿托品化和阿托品中毒的剂量接近，注意观察神经系统、皮肤情况、瞳孔大小及体温、心率的变化，以便正确区别阿托品化或阿托品中毒（表3-2）。

表3-2　阿托品化与阿托品中毒对比

	阿托品化	阿托品中毒
神经系统	意识清醒或模糊	神志恍惚、谵妄、幻觉、抽搐、昏迷
皮肤	颜面潮红、干燥	紫红、干燥
瞳孔	由小扩大不再缩小	极度扩大
体温	正常或轻度升高	高热（40℃以上）
心率	≤120次/分，脉搏快而有力	心动过速，甚至心室颤动

2.胆碱酯酶复活药 可恢复胆碱酯酶的活性，但对已经形成的"老化酶"（中毒48~72小时后，磷酰化胆碱酯酶"老化"）无效。与阿托品联合使用时，阿托品剂量应减小。氯磷定使用后有短暂的眩晕、视物模糊或复视，用量过大可引起癫痫样发作。解磷定剂量过大可引起血压升高，注射过快可导致短暂性呼吸抑制。用药时应稀释后缓慢静脉推注或静脉滴注为宜。此外，解磷定药液刺激性强，漏于皮下可引起剧痛和麻木感，确定针头在血管内方可注射给药，不宜肌内注射。

• 对症支持治疗 •

有机磷中毒的主要死因是呼吸衰竭、肺水肿、脑水肿。对症治疗以维持正常呼吸功能为主，保持呼吸道通畅，正确给氧（4~5L/min），必要时行呼吸机辅助呼吸；肺水肿选用阿托品；脑水肿用利尿药、糖皮质激素进行脱水治疗以及低温治疗等；休克用升压药；危重患者可用输血疗法；同时加强基础护理，尽量减少各种并发症的发生。

• 健康宣教 •

（1）普及预防有机磷中毒的有关知识。在配制、喷药和分装保存农药时，都要加强个人卫生防护。生产者定期体检并测定血胆碱酯酶的活性。加强生产设备的管理，定期检修，采取有效措施防止毒物泄漏。

（2）出院时告知患者应在家休息2~3周，按时服药不可单独外出，以防止发生迟发性多发性神经损害。

（3）因自杀致中毒者做好心理护理，出院时教会患者应对应激源的方法，争取社会的支持。

📝 任务总结

_____

_____

_____

_____

_____

👨‍⚕️ 思政元素：职业道德

生命的重量
男子行凶后服毒，被警察送往医院，医生竭尽全力抢救

深夜，某医院急诊科接到一名服毒自杀的男子。送他来的不是家属，而是派出所的警察。患者进抢救室的时候，深昏迷、大汗淋漓、口吐白沫、针尖样瞳孔，同时伴有一股很浓的大蒜味道，现场发现残留有机磷农药的瓶子。急诊室医护人员第一时间为患者洗胃，清除口咽分泌物，行气管插管……当时患者的病情危重，随时有生命危险。在救护过程中，医护人员渐渐得知，这是一个杀人嫌疑犯，砍人后服毒自杀。但是，大家在救治时心中没有任何犹豫，因为在医护人员心中，这就只是个患者，只有生或者死，病情只分轻重和缓急，所以对于这样一个病情严重的患者，医护人员心中唯一的目标就是把他救活，而没有其他的杂念。

这是一个真实发生的故事，反映并强调了医护人员的职业素质就是治病救人，引导学生树立正确的职业观念，恪守正确的职业道德。

目标检测

1.有机磷中毒时，代谢失常的神经递质是（　　）

　　A.多巴胺　　　　　　　　B.乙酰胆碱　　　　　　　C.5-羟色胺

　　D.肾上腺素　　　　　　　E.去甲肾上腺素

2.有机磷职业性中毒的原因多是（　　）

　　A.误服　　　　　　　　　B.误用　　　　　　　　　C.违反操作规定

　　D.生产设备密闭　　　　　E.防护完善

3.关于有机磷中毒患者毒蕈碱样症状的描述，不正确的是（　　）

　　A.呕吐、腹痛、腹泻　　　B.流涎　　　　　　　　　C.支气管痉挛及分泌物增加

　　D.肌纤维颤动　　　　　　E.呼吸困难

4.诊断有机磷农药中毒最重要的指标是（　　）

　　A.有接触史　　　　　　　B.阿托品试验阳性　　　　C.全血胆碱酯活力降低

　　D.毒蕈碱样和烟碱样症状　E.呕吐物有大蒜味

5.以下不属于重度有机磷中毒指征的是（　　）

　　A.中枢神经系统受累　　　　　　　B.血胆碱酯酶活性>30%

　　C.呼吸衰竭　　　　　　　　　　　D.血胆碱酯酶活性<30%

　　E.瞳孔高度缩小

6.患者，女性，30岁。从事园林工作，给果树喷药时不慎将农药污染衣服，农药通过接触皮肤黏膜吸收而发生中毒。首先嘱中毒者立即（　　）

　　A.现场抢救　　　　　　　　　　　B.脱离现场、脱去污染衣服

　　C.肥皂水清洗皮肤　　　　　　　　D.用热水擦洗皮肤

　　E.乙醇清洗皮肤

7.治疗有机磷中毒所致的急性肺水肿，最有效的药物是（　　）

　　A.度冷丁　　　　　　　　B.西地兰　　　　　　　　C.氨茶碱

　　D.阿托品　　　　　　　　E.呋塞米

8.关于急性有机磷中毒患者使用胆碱酯酶复能剂的原则，正确的是（　　）

　　A.应该尽量地少用　　　　B.应该尽早地使用　　　　C.不与阿托品合用

　　D.只用于轻度中毒　　　　E.只用于重度中毒

9.患者，女性，60岁。诊断为"有机磷中毒"，给予洗胃等处理，遵医嘱予阿托品药物治疗。当患者出现（　　）时应及时通知医师给予停药

　　A.颜面潮红　　　　　　　B.皮肤干燥、口干　　　　C.体温37.2℃

　　D.心率110次/分　　　　　E.烦躁不安、抽搐

10.急性有机磷中毒最主要的死因是（　　）

    A.呼吸衰竭   B.酸碱平衡紊乱   C.中毒性心肌炎

    D.急性肾功能衰竭   E.中毒性休克

✎ 课后笔记

_____

_____

_____

_____

_____

（闻　纯）

任务六　一氧化碳中毒救护

👉 任务导入

情境案例：某钢铁厂第一薄板车间检修工对煤气退火炉进行检修，在检修完毕后开始调试时，阀门突然漏气，大量煤气从其上方逸出，检修工因吸入过量煤气而引起一氧化碳中毒，被送入医院急救脱险。请问：应如何救护一氧化碳中毒患者？

📖 学习目标

知识目标：能说出一氧化碳（CO）中毒的发病机制；能识别CO中毒的临床症状与体征；能根据案例情境，制订CO中毒的救护计划（诊断依据和救护原则、措施）。

技能目标：能对CO中毒患者进行快速、正确的评估（病史、临床症状与体征、辅助检查），并快速展开紧急救护流程；能对民众普及预防CO中毒的安全教育。

素质目标：具有"时间就是生命"的急救意识，树立向民众传播珍惜生命的健康意识。

📚 知识回顾

• 相关知识 •

1.病因　环境通风不良或防护不当可使空气中CO浓度超过允许范围，这是发生中毒的先决条件。人体吸入空气中CO浓度超过0.01%时，即有急性中毒的危险，空气中CO浓度达12.5%时，还有爆炸的危险。

（1）**生活性中毒**　家用煤炉产生的气体中CO浓度高达6%~30%，若室内门窗紧闭，火炉无烟囱或烟囱堵塞、漏气、倒风；在通风不良的室内使用燃气热水器；在CO浓度较高的失火现场等都可能发生CO中毒。

（2）**职业性中毒**　常为意外事故，多发生集体中毒。工业上，高炉煤气和煤气发生炉中CO浓度达30%~35%，水煤气中可达30%~40%。在炼钢、炼焦、烧窑等工业生产中，煤炉关闭不严、管道泄漏及煤矿瓦斯爆炸等都可产生大量CO，泄露于环境中。

2.中毒机制　CO中毒主要是因为人体组织缺氧。经呼吸道吸入肺内的CO有85%迅速与血红蛋白（Hb）结合形成碳氧血红蛋白（COHb），CO与Hb亲和力比氧与Hb的亲和力大240倍，且COHb不易解离，其解离比氧合血红蛋白慢3600倍，COHb的存在还使血红蛋白氧解离曲线左移，血氧不易释放给组织而造成组织缺氧。CO还可与肌红蛋白结合，影响氧从毛细血管弥散至细胞内，同时CO与还原型细胞色素氧化酶结合抑制其活性，影响细胞呼吸和氧化过程，阻碍对氧的利用。脑和心肌对缺氧最敏感，CO中毒时首先出现脑和心肌缺氧表现；脑内小血管迅速麻痹、扩张，进而发生脑水肿、形成脑血栓，产生脑皮质和基底节局灶性缺血坏死以及广泛的脱髓鞘病变，所以有些急性CO中毒患者在昏迷苏醒后，有2~60日的假愈期，随后可能又出现迟发性脑病。心肌缺氧可表现为心肌损害和各类心律失常。

• 临床表现 •

1.急性CO中毒的症状　轻重与空气中的CO浓度、接触时间长短、患者的健康情况有关，通常按症状轻重程度分为三度。

（1）轻度中毒　头痛、头晕、恶心、呕吐，甚至短暂性晕厥。血碳氧血红蛋白（COHb）浓度10%~20%。

（2）中度中毒　除上述症状外，可出现皮肤黏膜呈樱桃红色、神志不清、昏迷，对疼痛刺激有反应，各种反射减弱。血COHb浓度为30%~40%。吸氧后意识方可恢复，但不留后遗症。

（3）重度中毒　深昏迷，各种反射消失，可出现各种并发症。血COHb浓度高于50%。可有不同程度的神经、精神障碍后遗症，严重中毒者可致死。

2.中毒后迟发脑病表现　有些急性CO中毒患者意识障碍恢复后，经过2~60日的假愈期，可出现下列临床表现之一。

（1）精神障碍　定向力丧失、计算力显著下降、记忆力减退、反应迟钝、生活不能自理，部分患者可发展为痴呆综合征；或有幻觉、错觉、语无伦次、行为失常、兴奋冲动、打人毁物等表现。

（2）锥体外系症状　以帕金森病多见，患者四肢呈铅管状或齿轮样，肌张力增高、动作缓慢、步行时双上肢失去伴随运动或出现书写过小症与静止性震颤，少数患者可出现舞蹈症。

（3）锥体系神经损害　表现轻度瘫痪、假性延髓麻痹、病理反射阳性或小便失禁。

（4）大脑皮质局灶性功能障碍　如失语、失明、失写、失算等，或出现继发性癫痫。

• 辅助检查 •

1.血COHb测定　正常人血液中COHb可达5%~10%，其中有少量来自内源性CO，为0.4%~0.7%。血中COHb测定必须及时，脱离高CO环境8小时后，COHb即可降至正常，且和临床症状间不呈平行关系。

2.脑电图检查　可见弥漫性低波幅慢波，与缺氧性脑病进展相平行。

3.头部CT检查 检查可发现脑部有病理性密度减低区。

📖 任务实施

对CO中毒者的救护，首要的是使患者脱离中毒现场，然后纠正缺氧和防治脑水肿。

● 现场急救 ●

立即将患者移至空气新鲜处，解开衣领、裤带，呼吸、心搏骤停者，立即进行现场心肺复苏。

● 治疗要点 ●

1.迅速纠正缺氧 氧疗能加速COHb解离和CO排出。呼吸新鲜空气时，CO由COHb释放出半量约需4小时；吸入纯氧时可缩短至30~40分钟；吸入3个大气压纯氧可缩短到20分钟。因此，有条件者最好尽快行高压氧治疗，一般轻度中毒治疗5~7次，中度中毒10~20次，重度中毒20~30次。无高压氧舱时可用鼻导管或面罩高浓度给氧，流量8~10L/min，以后根据病情采用持续低流量吸入，清醒后改为间歇给氧。对呼吸停止者，应及时进行人工呼吸或用呼吸机维持呼吸；危重患者可采用血浆置换。

2.积极防治脑水肿 重度中毒后2~4小时即可显现脑水肿，24~48小时达高峰，并可持续数天，应及早采取脱水、激素治疗及降温等措施。脱水最常用的是20%甘露醇快速静脉滴注，也可用呋塞米（速尿）、布美他尼等。肾上腺皮质激素能降低机体的应激反应，减少毛细血管通透性，有助于缓解脑水肿，常用地塞米松或氢化可的松静脉滴注。脱水过程中注意水、电解质平衡，适当补钾，对于频繁抽搐、脑性高热或昏迷时间长（超过10~20小时）者，首选地西泮10~20mg静脉注射，并给予头部降温为主的冬眠低温疗法。

3.促进脑细胞代谢 常用能量合剂如三磷腺苷、辅酶A、细胞色素C、大量维生素C，还可用甲氯芬酯（醒脑静）、胞磷胆碱、脑活素等。

4.对症治疗 防治并发症和后发症。

● 护理措施 ●

1.紧急处理 包括立即脱离中毒环境和氧疗。

2.严密观察病情 严密观察患者意识、瞳孔和生命体征是否平稳，持续血氧饱和度监测以观察缺氧情况，准确记录24小时出入量；协助医师做好血气分析以估计病情。高热者采用物理降温，对烦躁抽搐者静脉推注地西泮镇静，以免耗氧过多加重病情；应用脱水药后注意膀胱的情况，不能自行排尿者，给予留置导尿管观察尿量，便于及时判断病情。

3.预防并发症 预防肺部感染十分重要。要注意保暖；保持呼吸道通畅，及时清除口腔及咽部分泌物及呕吐物，防止吸入窒息；合理使用抗生素，预防和控制肺部感染。

4.昏迷患者的护理 每隔1~2小时协助翻身拍背1次，以防止口腔炎、压疮、坠积性肺炎、泌尿系统感染等并发症；呕吐时应及时清理呕吐物，协助漱口，防误吸；抽搐躁动者加床栏和约束带保护，但要掌握正确的方法保持肢体于功能位。

5.饮食护理 给予高热量、高维生素流质饮食。

• 心理护理 •

由于发病突然，患者往往没有心理准备，特别是重症患者很难接受身体的变化，表现为焦虑、紧张、抑郁。护士应鼓励患者表达内心的感受，真诚耐心地倾听，表示理解和同情，并提供有关病情的相关资料，引导患者正确认识自己的疾病，适应疾病带来的变化，增强战胜疾病的信心。对于中毒性痴呆的患者，要态度温和，耐心、细心地照顾患者，尊重患者的人格。

• 健康宣教 •

（1）本病预防最重要，宣传工作应于每年冬季反复进行，告之大众居室内火炉应安装烟囱且结构要严密，室内通风良好；厂矿要认真执行操作流程，煤气炉和管道要经常检修以防漏气；加强工矿车间空气中CO浓度的监测和报警；矿井放炮后，应严格遵守操作规程，必须通风20分钟后方可进入工作，工人进入高浓度CO环境中工作时，要戴好防毒面具，系好安全带，2人同时工作，以便监护和自救。

（2）对急性CO中毒治愈的患者，出院时应提醒家属继续观察患者2个月，如出现迟发性脑病有关症状，应及时复查和处理。

（3）出院时留有后遗症者，应鼓励继续治疗的信心，如有智力丧失或低能者应嘱家属细心照料，并教会家属对患者进行语言或肢体功能训练的方法。

📝 任务总结

_____

_____

_____

_____

_____

👨‍⚕️ 思政元素：珍爱生命

生死时速

女子感情受挫开煤气轻生，民警紧急心肺复苏

　　某天早上6点多，宿迁沭阳某派出所接到市民报警，称其妹妹可能在家中轻生。派出所民警沈某立即赶往报警现场。到达后，发现整个楼道都是煤气味。经过了解，事发地点为一单身公寓，女子将房门反锁，因屋内有煤气泄露，若强行使用电锯破门，产生的火星一旦引燃煤气，后果不堪设想，民警迅速联系开锁公司协助开门。进入房间后，发现厨房灶台下一个拧开了阀门的煤气罐还在向外喷发煤气。民警见状立即将煤气罐关闭，赶紧开窗通风。涉事女子无论摇晃或呼唤，均无反应。沈警官和队友当即将该名女子抬至窗口，检查确定该女子无呼吸后，立即对她进行心肺复苏，经过现场两分多钟的急救，该女子恢复了自主呼吸，眼睛也微微睁开了。很快，"120"医务人员也赶到了现场，将该女子送至医院急救。据了解，当事女子因情感不顺选择开煤气轻生，家人接到其最后打来的电话后，感觉不对劲，赶紧报警求助。经过抢救，该女子已无生命危险，对自己的行为悔恨不已。

　　生活中难免会遇到一些不如意的事情，但不管怎么样都不能轻视自己的生命。生命是宝贵的，也是平等的，没有人有再来一次的机会。另外，我们也要为民警的行为点赞，在紧急关头，当机立断，正确施救，避免了一场灾难的发生。

目标检测

1.关于急性CO中毒的发病机制，错误的是（　　）

　　A. COHb 不能携氧　　　　　　　　B. CO 与 Hb 有强亲和力

　　C. COHb 容易解离　　　　　　　　D. CO 可抑制细胞色素氧化酶

　　E. COHb 影响氧和血红蛋白的解离

2.患者，女性，28岁，冬季室内用煤炉取暖，出现剧烈头痛、头晕、恶心、意识模糊等，其最先受损的器官是（　　）

　　A.肝　　　　　　　　B.脑、心　　　　　　　　C.胃肠道

　　D.肺部　　　　　　　E.肾

3.下列不属于重症CO中毒指征的是（　　）

    A.血液中COHb含量在50%以上   B.少数患者可能出现遗忘症

    C.可能出现"迟发性脑病"   D.患者出现抽搐

    E.皮肤、黏膜出现樱桃红色

4.诊断CO中毒的主要依据是（　　）

    A.现场有煤气味   B.冬季夜间睡眠中昏迷

    C.皮肤黏膜呈樱桃红色   D.血液碳氧血红蛋白浓度升高

    E.血氧饱和度下降

5.患者，女性，62岁，因煤气中毒1天后入院，患者处于浅昏迷状态、脉搏130次/分、皮肤多汗、面色潮红、口唇呈樱桃红色。需急查碳氧血红蛋白，关于采集血标本，下列描述正确的是（　　）

    A.早期及时   B.12小时后   C.24小时后

    D.36小时后   E.8小时后

6.患者，男性，61岁，用煤气加热器淋浴时出现头痛、头晕、无力、胸闷、心悸、恶心等症状。对其进行抢救时的首要措施是（　　）

    A.松解衣服   B.给予止痛药

    C.保持呼吸道通畅   D.吸氧

    E.立即将患者搬离淋浴室至空气新鲜处

7.患者，女性，40岁，在家中昏迷，屋内可闻煤气味，查体：口唇樱桃红色，血中COHb浓度49%。最佳的氧疗方式是（　　）

    A.持续高流量给氧   B.持续低流量给氧   C.50%乙醇湿化后给氧

    D.高压氧治疗   E.间歇高流量给氧

8.患者，男性，50岁。因CO中毒1天后入院，患者处于浅昏迷状态、脉搏130次/分、皮肤多汗、面色潮红、口唇呈樱桃红色。护士给患者吸氧，氧流量应为（　　）

    A.1~2L/min   B.2~4 L/min   C.4~6 L/min

    D.6~8 L/min   E.8~10 L/min

9.患者，女性，66岁，CO中毒后出现频繁抽搐，该患者治疗首选药物是（　　）

    A.脱水剂   B.利尿剂   C.冬眠药

    D.地西泮   E.二磷酸腺苷

10. CO中毒的患者经高压氧舱治疗后神志清醒，全身症状好转，但可能的后遗症是（　　）

    A.肾功能损害   B.肝功能损害   C.记忆力减退

    D.迟发性脑病   E.肺功能损害

11.急性CO中毒迟发性脑病主要临床表现是（　　）

    A.呼吸循环衰竭   B.去大脑皮质状态   C.意识障碍

    D.大小便失禁   E.震颤麻痹

12.关于社区开展预防CO中毒的健康教育，正确的叙述是（　　）

　　A.关闭门窗　　　　　　　　　　B.煤气淋浴器安装在浴室里

　　C.定期检查管道安全　　　　　　D.使用不带有自动熄火装置的煤灶

　　E.通气开关可长期开放

13.某急救员，需要进入高浓度CO环境内执行紧急任务，应注意的是（　　）

　　A.迅速将患者脱离中毒现场　　　B.为患者松解衣物

　　C.保持呼吸道通畅　　　　　　　D.给予高流量吸氧

　　E.戴好防毒面具及系好安全带

✎ 课后笔记

（王　峰）

任务七 酒精中毒救护

👉 任务导入

情境案例：患者，男性，32岁，半小时前参加宴会时饮绍兴花雕30%黄酒1000ml后出现颜面潮红、神志模糊，继而乱语，伴行走不稳和小便失禁，于是被家人送院就诊。查体：神志模糊，颜面潮红，双侧瞳孔等大等圆，直径约3mm，对光反射灵敏，颈软，无抵抗。请问：应如何救护该患者？

📖 学习目标

知识目标：能描述急性酒精中毒患者的临床表现。

技能目标：可以及时、准确地识别急性酒精中毒，正确判断病情轻重并施以救治。能对民众进行预防酒精中毒的健康宣教。

素质目标：具有"时间就是生命"的急救意识，树立向民众传播健康生活方式的意识。

📚 知识回顾

• 相关知识 •

1.酒精 是乙醇溶液的俗称，常为一种无色、透明而有特殊香味的液体，比水轻，易挥发，能与水以任意比例混溶。生活中酿造各种酒类饮料，工业上广泛用作溶剂、防冻剂和燃料，医药上用于消毒剂。

2.急性酒精中毒 一次过量饮入含乙醇饮料，引起中枢性兴奋继而抑制的状态称急性酒精中毒或急性乙醇中毒。一次饮入过量酒精或酒类饮料是急性酒精中毒的主要原因。酒精中毒是由遗传、身体状况、心理、环境、社会等诸多因素造成的，但就个体而言，差异较大，遗传被认为是起关键作用的因素。

3.慢性酒精中毒 俗称酒精依赖症，指由于长期过量饮酒导致的中枢神经系统严重中毒。

4.乙醇的吸收与代谢 乙醇吸收后迅速分布于全身，10%以原型从肺、肾排出，90%在肝脏代谢、分解。在肝脏内先后被转化为乙醛、乙酸后，最终代谢为二氧化碳和水。当过量酒精进入人体时，超过了肝脏的氧化代谢能力，即在体内蓄积并进入大脑。

5.酒精中毒机制

（1）抑制中枢神经系统功能 乙醇具有脂溶性，可通过血-脑屏障并作用于大脑神经细胞膜上的某些酶，影响细胞功能。乙醇对中枢神经系统的作用呈剂量依赖性。小剂量可产生兴奋效应。随着剂量增加，可依次抑制小脑、网状结构和延髓，引起共济失调、昏睡、昏迷、呼吸或循环衰竭。

（2）干扰代谢　乙醇经肝脏代谢生成的代谢产物可影响体内多种代谢过程，使乳酸增多、酮体蓄积，导致代谢性酸中毒以及糖异生受阻，引起低血糖症。

● 临床表现 ●

1.急性酒精中毒　主要表现为消化系统和神经系统症状。消化系统症状有恶心、呕吐、腹痛、消化道出血等。神经系统主要表现为情绪与意识的改变，临床上分为三期。

（1）兴奋期　血乙醇浓度>50mg/dl。此期患者异常兴奋，大多面红耳赤，说话滔滔不绝，毫无顾虑，有时粗鲁无礼，或怒或愠，或悲或喜，自觉身心愉快，容易感情用事。呼出气体有酒精气味，脉搏与呼吸频率加快。血乙醇浓度达100mg/dl时，驾车易发生车祸。

（2）共济失调期　血乙醇浓度>150mg/dl。此期患者动作逐渐笨拙，反应迟钝，甚至连简单的动作也难以完成，身体失去平衡而站立不稳，行动蹒跚，讲话语无伦次，口齿含糊不清。

（3）昏睡期　血乙醇浓度>250mg/dl。此期患者转为昏睡，呼吸缓慢而有鼾声，脉搏快速，体温降至正常以下，面色苍白，皮肤湿冷，口唇微绀，瞳孔正常或散大。当血乙醇浓度达400mg/dl以上时可出现深昏迷，心跳加快，大小便失禁，血压下降，呼吸变慢，严重者出现呼吸麻痹、呼吸衰竭而死亡。

2.慢性酒精中毒　主要表现为对酒的渴求和经常需要饮酒的强迫性体验，停止饮酒后常感心中难受、坐立不安，或出现肢体震颤、恶心、呕吐、出汗等戒断症状，恢复饮酒则这类症状迅速消失。慢性酒精中毒可损伤神经系统，常表现为以下4种。

（1）Wernicke（韦尼克）脑病　慢性酒精中毒患者由于缺乏维生素B_1，可引起的中枢神经系统的代谢性疾病。患者表现为眼球震颤，外直肌麻痹，有类似小脑变性的共济失调和步态不稳。肌内注射维生素B_1 100mg，治疗有效。

（2）Korsakoff（科尔萨科夫）综合征　又称遗忘综合征。这是一种选择性的认知功能障碍，患者表现为近记忆力严重丧失，时空定向力障碍，不易恢复。

（3）周围神经麻痹　一般发生于慢性酒精中毒患者认知功能障碍后10年左右，患者表现为双下肢远端感觉运动减退，跟腱反射消失，手足麻木。

（4）戒断综合征　长期酗酒者在突然停止饮酒或减少摄入量后可发生戒断综合征。

1）单纯性戒断反应：在减少饮酒后6~24小时发病，出现震颤、焦虑不安、兴奋、失眠、心动过速、血压升高、大量出汗、恶心、呕吐。多在2~5天内缓解自愈。

2）酒精性幻觉反应：患者意识清醒，定向力完整。幻觉以幻听为主，也可见幻视、错觉及视物变形。多为迫害妄想，一般可持续3~4周后缓解。

3）戒断性惊厥反应：往往与单纯性戒断反应同时发生，也可在其后发生癫痫大发作。多数只发作1~2次，每次数分钟。也可数日内多次发作。

4）震颤谵妄反应：在停止饮酒24~72小时后（也可在7~10小时后）发生。患者精神错乱，全身肌肉出现粗大震颤。谵妄是在意识模糊的情况下出现生动、恐惧的幻视，可有大量出汗、心动过速、血压升高等交感神经兴奋的表现。

● 辅助检查 ●

1.**血清乙醇浓度**　对诊断、判断中毒轻重及评估预后有重要的参考价值。急性酒精中毒时呼出气中乙醇浓度与血清乙醇浓度相当。

2.**动脉血气分析**　中毒者可出现轻度代谢性酸中毒。

3.**血清电解质浓度**　可见低钾血症、低钙血症和低镁血症。

4.**血清葡萄糖浓度**　可见低血糖。

5.**心电图检查**　酒精中毒性心肌病者可见心律失常和心肌损害。

6.**其他**　肌电图、神经电生理检查、脑电图、B超、MRI检查等有助于慢性酒精中毒诊断。

📖 任务实施

轻症患者无须治疗。昏迷患者应注意是否同时服用其他药物，重点是维持生命脏器的功能。严重急性中毒时可用血液透析促使体内乙醇的排出。

● 催吐及洗胃 ●

对入院前发生呕吐者均不予洗胃，入院前未呕吐且神志清醒者，采用刺激会厌法催吐；昏迷在2小时之内，予以洗胃；超过2小时不予洗胃。洗胃过程中严密观察患者的情况及吸出液的颜色，调整负压不宜过大，防止损伤胃黏膜致胃出血。重度中毒者，当乙醇浓度达到500mg/dl（108mmol/L），伴酸中毒或同时服用其他药物时，可采用血液透析促进体内乙醇排除。

● 病情观察 ●

观察患者生命体征、意识状态及瞳孔的变化。意识状态是判断酒精中毒程度及药物治疗效果的有效指标，用药后密切观察，如患者由烦躁兴奋逐渐安静，昏睡者开始清醒，呼吸抑制者呼吸频率增快等都说明治疗有效。严密观察呕吐物及大便的颜色、量，判断是否伴有应激性溃疡，监测心律失常和心肌损害的表现。维持水、电解质和酸碱平衡。对有高血压病史者或老年人应观察血压变化，预防脑出血或其他并发症发生。低血糖是急性酒精中毒最严重并发症之一，应密切监测血糖水平。急性意识障碍者可考虑应用葡萄糖溶液、维生素 B_1、维生素 B_6 等，以加速乙醇在体内的氧化。

● 保持呼吸道通畅 ●

应将患者立即取平卧位，头偏向一侧，及时清除口鼻腔呕吐物及分泌物，防止窒息。注意观察呕吐物的颜色、量和呕吐次数，分辨有无胃黏膜损伤。在保持气道畅通的基础上给予吸氧。急性酒精中毒有发生呕吐物误吸的危险，故床旁应备吸痰器、气管插管、呼吸机，一旦患者出现呼吸浅慢且不规则，发绀明显加重的情况应及时行气管插管，呼吸机辅助呼吸。如患者有血压下降、面色苍白、皮肤湿冷等应迅速扩容、升压和保暖。

● 用药护理 ●

1.纳洛酮　为阿片受体拮抗剂，具有兴奋呼吸和催醒的作用。由于其作用持续时间短，用药时需注意维持药效，尽量减少中断。心功能不全和高血压患者慎用。遵医嘱使用后，应注意观察患者用药后清醒的时间，若清醒时间超过平均时间或用药后昏迷加重，应评估患者是否存在其他情况（颅内出血），及时对症处理。

2.地西泮　烦躁不安、过度兴奋的患者可用小剂量地西泮，使用时注意推注速度宜慢，不宜与其他药物或溶液混合。避免使用吗啡、氯丙嗪及苯巴比妥类药物，以免引起呼吸抑制。

3.其他　葡萄糖和B类维生素能加速乙醇在体内的氧化，补液和利尿有利于乙醇的代谢及排泄。

● 注意保暖 ●

急性酒精中毒者因全身血管扩张，散热量增加，可发生寒战。应采取提高室温、加盖棉被等保暖措施，并补充能量。及时更换床单、衣服，防止受凉诱发其他疾病。

● 血液透析 ●

当血乙醇浓度 >500mg/dl，伴有酸中毒或同时服用其他可疑药物者，应及早行血液透析治疗。透析过程中密切观察患者的生命体征及反应。

● 饮食指导 ●

患者多饮牛奶，以免诱发或加重原有的消化性溃疡，在保护胃肠道黏膜的同时通过增加排尿，促使体内乙醇的排泄。

• 安全防护 •

患者多数表现烦躁，兴奋多语，四肢躁动。护士应加强巡视，使用床挡，必要时给予适当的保护性约束，防止意外发生。除做好患者的安全防护外，还要防止患者伤害他人（包括医务人员）。因此，在护理患者时，护士也要做好自身的防护。

• 心理护理 •

患者清醒后常对自己的行为有懊悔、自责心理，同时怕家人责怪，伴有焦虑、烦躁情绪。护理人员应根据患者的不同心理状态，及时与其本人或家属沟通交流，关心体贴患者，通过安慰开导和鼓励，帮助其放下思想负担，积极配合治疗。此外，应加强健康教育，使患者了解酗酒的危害性。

• 健康宣教 •

（1）宣传大量饮酒的害处，帮助大家认识过量饮酒对身体的危害，以及长期酗酒对家庭和社会的不良影响，阐明酒精对机体的危害性。

（2）爱惜生命，建立健康的生活方式，减少乙醇中毒的发生。

（3）禁止乙醇用量过多。对原有心、肝、肾疾病，胃肠道溃疡及胃酸过多兼有消化不良者，禁用酒精性饮料。

📝 任务总结

_____

_____

_____

_____

🧑‍⚕️ 思政元素：救死扶伤

护佑生命
女生过度饮酒，倒在路边，幸好碰上了白衣天使

某天早上9点多钟，温州市某医院护士小汤在刚值完夜班回家的路上看到两个女孩。其中一个女孩拖着另一个看似全身无力的女孩。这个全身无力的女孩头低垂着，不省人事，被她朋友放在满是石头的路边。小汤急

忙在第一时间拨打了"120"。经询问，这个女孩和朋友一起去酒吧喝酒，女孩大概喝了一整瓶白酒，因为饮酒过度，导致酒精中毒，瘫在路边，出事前一个小时还刚吃了火锅。在"120"急救车到来之前，小汤一直守在女孩身边，并不时地查看女孩的脉搏、呼吸、面色和表情。过程中，女孩想吐，小汤担心呕吐物误吸进肺部，导致呼吸和心搏骤停，她立刻把女孩的头偏向一侧，并帮她及时清理污物。直到"120"急救车过来，小汤和"120"的医生交接了女孩的情况，陪送到医院后，确认没有危险了方才离开。

这个真实的故事告诉我们，作为医护人员要始终将救死扶伤、护佑生命放在首位，这体现了医务工作者全心全意为人民服务的精神，这也是医务工作者的天职。

目标检测

1.下列有关酒精中毒患者的护理，错误的是（　　）

A.保持呼吸道通畅

B.观察意识状态、瞳孔及生命体征的变化

C.按医嘱尽快使用纳洛酮

D.不能对患者进行保护性约束

E.适当提高室温、加盖棉被等保暖措施，并补充能量

2.患者，女姓，45岁，饮用红酒600ml后出现脸色潮红，轻微眩晕，语言增多，诊断为酒精中毒。下列医嘱中，对治疗酒精中毒无效的是（　　）

A.反复洗胃　　　　　B.静脉推注纳洛酮　　　C.静脉滴注维生素

D.静脉滴注抗生素　　E.静脉滴注葡萄糖

3.患者，男性，40岁。患酒精性肝硬化入院，护士对其生活方式和行为的指导中，最重要的是（　　）

A.注意保暖　　　　　　　　　B.保持呼吸道通畅

C.戒酒　　　　　　　　　　　D.安全防护

E.低脂饮食

4.患者，男性，28岁。参加同事聚会饮酒后，被送入医院，表现为呼吸慢，有鼾音，伴有呕吐，心率132次/分，血压80/50mmHg，血乙醇超过87mmol/L（400mg/dl）。目前患者处于（　　）

A.深昏迷　　　　　　B.浅昏迷　　　　　　C.嗜睡

D.兴奋期　　　　　　E.共济失调期

5.患者，男性，65岁。饮酒史30余年，每天饮白酒约半斤，近日出现眼球震颤、步态不稳、精神错乱，显示无欲状态。考虑酒精慢性中毒的（　　）

A. Wericke 脑病

B. Korsakoff 综合征

C.周围神经麻痹

D.震颤谵妄反应

E.酒精性幻觉反应

✎ 课后笔记

（卞龙艳）

任务八 中暑救护

👉 任务导入

情境案例：夏日炎炎，城市笼罩在39.0℃的高温中。在某住宅楼建设工地，一位农民工出现头痛、头晕、恶心症状，继而出现口渴、胸闷、面色苍白、冷汗淋漓、脉搏细速、血压下降，后突然晕倒在地。急诊入院。请问：该农民工可能发生了什么情况？针对该患者应如何进行紧急处理？

📖 学习目标

知识目标：能说出中暑的概念、临床表现、救治与护理；知道中暑的病因、发病机制。

技能目标：可以及时、准确地识别中暑，正确判断病情轻重并施以救治；能对民众进行预防中暑的健康宣教。

素质目标：具有"时间就是生命"的急救意识，树立向民众传播预防中暑措施的健康意识。

📚 知识回顾

• 相关知识 •

中暑（heat illness）是指在高温环境或热辐射作用下，人体体温调节中枢功能障碍、汗腺功能衰竭和水、电解质平衡失调，从而发生以心血管和中枢神经系统功能紊乱为主要表现的一种急性热损伤性综合征。在气温高、湿度大、无风环境下，尤其是体弱或从事重体力劳动者更容易发病，病情轻重与个体的健康状况和热适应能力有关。

1.病因 主要为机体产热增加、散热减少以及热适应能力下降。

（1）产热增加 在高温或烈日暴晒等环境下，长时间从事强体力劳动或运动强度较大，此时机体的产热增加，产热大于散热，容易发生热蓄积，如果没有做好防暑降温措施，就容易发生中暑。

（2）散热减少 在温度高（>32℃）、湿度大（>60%）、辐射强和通风不良的环境中，衣物覆盖过多或过紧，影响机体散热，散热小于产热，造成热量蓄积，发生中暑。

（3）热适应能力下降 热负荷增加时，机体会产生应激反应，通过神经内分泌的各种反射调节来适应环境变化，维持正常的生命活动。但老人、产妇、糖尿病患者、心血管疾病患者、下丘脑病变者以及久病卧床者，机体的这种调节能力下降，对热的适应能力下降，处于通风不良、空气潮湿、温度较高的室内，更容易发生代谢紊乱而造成中暑。

2.发病机制 人体的产热来源于基础代谢、各种活动、体力劳动及运动时，糖和脂肪分解代谢供能发热。正常人体在下丘脑体温调节中枢的作用下，体内产热与散热趋于动态平衡，维持在37℃左右。当产热增加时，机体依靠皮肤血管扩张、血流加速、排汗、呼吸、排泄等功能，以辐射、传导、对流、蒸发的方式增加散热，从而维持产热与散热的平衡。当环境温度过高，日晒、体力劳动或机体散热机能减退时，产热大于散热，使体温升高诱发中暑。

人处于高温环境中，机体大量出汗，当机体以失盐为主或只注意补水而未能及时补钠引起低钠血症、低氯血症时，细胞外液渗透压降低，水进入细胞内，肌细胞水肿会引起肌肉疼痛或痉挛，发生热痉挛。大量液体丢失导致机体失水、血液浓缩、血容量不足时，若同时发生血管舒缩功能障碍，易引起外周循环衰竭从而致低血容量性休克，若不及时治疗，可导致脑部供血不足和心血管功能不全，发生热衰竭。当外界环境温度增高，机体散热绝对或相对不足，汗腺功能衰竭，引起体温调节中枢功能障碍，体温可急剧增高，达40~42℃，持续的高热造成不可逆性的中枢神经系统损伤，同时损伤重要脏器，导致心脏排血量急剧下降，循环衰竭，继而发生热射病。

● 临床表现 ●

根据临床症状的严重程度，分为先兆中暑、轻度中暑和重度中暑。

1.先兆中暑 在高温环境下，出现乏力、大汗、口渴、头痛、头晕、注意力不集中、眼花、耳鸣、恶心、胸闷、体温正常或略微升高。此时若及时脱离高温环境，转移至阴凉通风处休息，补充水分和盐，短时间内即可恢复。

2.轻度中暑 以上症状加重，出现面色潮红、皮肤灼热，体温升至38℃以上；也可出现恶心、呕吐、面色苍白、脉率增快、血压下降、皮肤湿冷等早期周围循环衰竭表现。此时如得到及时有效的处理，常于3~4小时内恢复。

3.重度中暑 除轻度中暑表现外，还伴有痉挛、腹痛、高热晕厥、昏迷、虚脱或休克表现。根据其发病机制和临床表现，又分为热痉挛（heat cramp）、热衰竭（heat exhaustion）和热射病（heat stroke）3种类型（表3-3）。

表3-3 热痉挛、热衰竭和热射病的比较

	热痉挛	热衰竭	热射病
好发人群	健康青壮年人	此型最常见，多见于老年人、儿童和慢性疾病者	此型最严重，多发于年老体弱、有基础病及从事体力劳动的青壮年

续表

	热痉挛	热衰竭	热射病
发病机制	大量出汗，造成低钠血症、低氯血症，细胞外液渗透压下降，水进入细胞内导致肌细胞水肿	失水过多、补充不足、血容量不足导致周围循环衰竭	持续高热使中枢神经系统不可逆损伤和其他器官损伤（依次为脑、肝、肾、心脏）
临床表现	出现肌肉痉挛性、对称性、阵发性疼痛。最常见于腓肠肌	脱水征，严重者低血容量性休克	高热（直肠可达41℃以上）、无汗和意识障碍
治疗原则	纠正低钠、低氯，控制痉挛	纠正失水、失钠、血容量不足	纠正体温调节中枢功能失调所致高热

热衰竭最常见，热射病最严重，但临床上往往多种类型并存。若得不到及时有效的处理，可导致死亡。其中，热射病还有一种特殊类型叫日射病，即由于头部直接受日光照射，头部温度较体温高，患者表现为剧烈头痛、头晕、眼花、烦躁不安等脑水肿的临床症状。

● 辅助检查 ●

外周血白细胞总数增高，以中性粒细胞增高为主。血清电解质检查可有高钾、低钠、低氯血症。血尿素氮、血肌酐升高提示肾功能损害。有凝血功能异常时，考虑DIC。

尿常规可见不同程度的蛋白尿、血尿、管型尿改变。严重病例常出现肝、肾、胰和横纹肌损害的实验室改变。尿液分析有助于发现横纹肌溶解和急性肾衰竭。

● 病情判断 ●

依据患者发病时所处背景（如高温环境）及其临床表现诊断中暑。热痉挛致腹痛者需与急腹症鉴别诊断，热射病要与暑天感染、发热性疾病如流行性乙型脑炎、脑膜炎、脑型疟疾等相鉴别，与其他原因引起的昏迷及脑血管意外相鉴别。

任务实施

● 救治原则 ●

中暑的救治原则，关键在于：立刻让患者脱离高温环境、迅速进行有效降温、对症处理保护重要脏器功能。

1.现场救护

（1）脱离高温环境　迅速使患者脱离高温环境，转移到通风阴凉处或安置于20~25℃房间内，帮助患者松开或脱去外衣，平卧休息。

（2）迅速有效降温　轻者可反复用冷水擦拭全身，直到体温降至38℃。可用扇子、电风扇或空调帮助降温，口服含盐清凉饮料或淡盐水，体温持续在38.5℃以上者可口服水杨酸类解热药物。

一般先兆中暑和轻度中暑的患者经现场救护后均可恢复正常，但重度中暑者应立即转送医院。

2.院内救护

（1）降温　保持快速、有效的降温是抢救重度中暑的关键，降温效果直接决定患者预后。物理降温与药物降温联合进行，通常应在1小时内使直肠温度降至38℃左右。

1）物理降温：包括环境降温、体表降温和体内降温，体表降温又分局部降温和全身降温。

2）药物降温：遵医嘱，与物理降温同时使用。

（2）对症处理　密切观察病情，保持呼吸道通畅，纠正水、电解质及酸碱平衡紊乱，积极防治并发症。

1）热衰竭：重点纠正失水、失钠、血容量不足，可酌情输入5%葡萄糖盐水1500~2000ml，但速度不宜过快，并加强观察，以防发生心力衰竭。

2）热痉挛：除补充足量的液体，注意监测血电解质。纠正低钠、低氯，控制痉挛，在补钠的基础上缓慢静脉注射10%葡萄糖酸钙10~20ml。并注意防止坠床，及时吸氧，保持呼吸道通畅。

3）热射病：纠正体温调节中枢功能失调所致高热，严密观察生命体征、神志、瞳孔变化及各脏器功能状况，将昏迷患者头偏向一侧，防止因呕吐物误吸而引起窒息，保持其呼吸道通畅。积极防治急性肾、肝、心脏功能不全，脑水肿，DIC等并发症。

• 护理措施 •

1.准确执行各种降温措施

（1）环境降温　将患者安置在20~25℃空调房间内，去除腰带衣物裤袜等，以增加辐射散热，有利于患者体温尽快恢复到正常。

（2）体表降温

1）局部降温：可用冰帽及冰槽降低头部温度，也可将冰袋置于大血管流经处，如颈部、腋下、腹股沟处。

2）全身降温：可应用亚低温治疗仪，将患者置于冰毯上，或用冰水、乙醇进行全身擦拭，也可用冰水浸浴等方法，以不引起寒战为宜。但老年人、新生儿及昏迷、休克、心力衰竭、体弱或伴心血管基础疾病者禁用4℃冰水浴，必要时可用15℃冷水浸浴或凉水淋浴。

（3）体内降温　适用于重度中暑、体外降温无效患者。用4~10℃冰盐水200ml注入胃内或1000ml灌肠；或用4℃5%葡萄糖盐水1000~2000ml静脉滴注，降温时注意防止因降温过快引起虚脱。开始滴注速度应稍慢，每分钟30~40滴，患者适应低温后再增快速度，但应密切观察，以免发生急性肺水肿。有条件者可用10℃低温透析液进行血液透析。

（4）药物降温　遵医嘱进行药物降温。

1）解热剂降温。

2）水合氯醛加冰盐水低压灌肠降温。

3）氯丙嗪25~50mg或地塞米松，加入500ml葡萄糖盐水中静脉滴注，2小时内滴完。

2.密切观察病情变化

（1）观察降温效果　①降温过程中应密切监测体温，每10~15分钟测量体温1次，根据体温变化调整降温措施；②观察末梢循环情况，以确定降温效果。无论何种降温方法，只要体温降至38℃左右即可考虑终止降温；③如患者出现呼吸抑制、深昏迷、血压下降，则立即停用药物降温，及时报告医生给以相应处理。

（2）观察监测并发症　①监测生命体征、神志、瞳孔的变化和皮肤出汗情况，保持呼吸通畅；②监测血流动力学的变化、凝血酶原时间、血小板计数和纤维蛋白原；③监测水电解质失衡；④监测重要脏器功能状况。

（3）观察伴随症状　观察与高热同时存在的其他症状，如寒战、大汗、咳嗽、呕吐、腹泻、出血等，以协助明确诊断。

3.加强基础护理　做好高热惊厥护理、口腔护理、皮肤护理以预防口腔感染和压疮等。

• 健康宣教 •

重在预防。加强防暑降温知识的宣传，尤其针对高温耐受差的人群如老人、产妇、体弱者等，指导其不要长时间暴露于高温环境中，夏季注意穿衣、饮食防暑，家中常备防暑降温剂，如仁丹、十滴水或霍香正气散等，出现症状及时治疗。在高温环境下工作大量出汗者，多补充含盐清凉饮料，如淡盐水、冷西瓜水、绿豆汤等。

📝 **任务总结**

_____

_____

_____

_____

_____

👨‍⚕️ **思政元素：关爱家人**

预防中暑

关爱家人，从今天做起、从我做起

2021年8月某日，某工地的建筑工人中暑晕倒，其工友立即拨打了"120"，急救医疗中心调度员接到电话后，随即进入医疗优先调度系统，根据中暑预案的问题快速询问患者情况，同时在第一时间就近派出救护车。调度员电话指导现场人员及时有效处置中暑患者，冷静耐心等待救护车到达，随后救护车将患者安全送往医院进一步救治。据了解，患者送至医院后已由昏迷转为清醒。

南方夏日持续的高温天气，中暑事件频发。我们在夏日尤其是户外工作者应充分了解高温中暑的相关知识，做到早预防、早治疗，把高温中暑造成的人身健康损失和社会经济损失降至最低。这是一个现实的问题，作为医学生，未来的职业素质就是治病救人，最基本的就是关爱家人，从今天做起、从我做起，鼓励学生制作预防中暑的健康宣教海报，向周围的亲戚朋友们传播预防中暑的小妙招及中暑的急救处理。

目标检测

1.患者，男性，60岁。烈日下从事田间劳动约1小时，感觉口渴、头晕、胸闷、恶心、四肢无力，紧急送往医院治疗，查体温37.8℃，脉搏100次/分，未发现其他异常，休息约半小时后症状消失，该患者出现上述症状，应首先考虑的原因是（　　）

    A.过度劳累　　　　　　　　B.睡眠不足　　　　　　　　C.高温环境

    D.身体虚弱　　　　　　　　E.饮食过饱

2.中暑在临床上依据症状轻重分为（　　）

    A.热射病　　　　　　　　　　　　　　B.热痉挛

    C.热衰竭　　　　　　　　　　　　　　D.先兆中暑、轻度中暑及重度中暑

    E.热射病、热痉挛、热衰竭

3.在高热环境中进行繁重体力劳动和剧烈运动，大量出汗后因口渴而大量饮水，缺乏钠的补充而发病，被称为（　　）

    A.先兆中暑　　　　　　　　B.日射病　　　　　　　　　C.热射病

D.热痉挛　　　　　　　　　E.热衰竭

4.患者，女性，45岁，在高温闷热的夏天户外连续工作5小时，由于大量出汗导致失水、失钠等引起的周围循环灌注不足属于（　　）

　　A.热痉挛　　　　　　　B.日射病　　　　　　　C.热衰竭

　　D.热辐射　　　　　　　E.热射病

5.热射病的"三联征"是指（　　）

　　A.高热、无汗、意识障碍　　　　　　B.高热、烦躁、嗜睡

　　C.高热、灼热、无汗　　　　　　　　D.高热、疲乏、眩晕

　　E.高热、多汗、心动过速

6.患者，男性，56岁，建筑工人，在高温闷热的夏天进行室外工作，近日出现全身乏力，继而体温升高，达40℃以上，并出现皮肤干热，无汗、谵妄和抽搐，脉搏加快，血压下降，呼吸浅速等表现，来急诊室就诊，考虑可能是热射病（中暑高热）。首要治疗措施是（　　）

　　A.降温　　　　　　　　B.吸氧　　　　　　　　C.抗休克

　　D.治疗脑水肿　　　　　E.纠正水、电解质紊乱

7.患者，男性，56岁，建筑工人，在高温闷热的夏天进行室外工作，出现全身乏力，继而体温升高，达40℃以上，并出现皮肤干热，无汗、谵妄和抽搐。脉搏加快，血压下降，呼吸浅速等表现，来急诊室就诊，考虑热射病（中暑高热）。对该患者应采取的最适宜的降温措施是（　　）

　　A.冰帽　　　　　　　　　　　　　B.冬眠合剂

　　C.冰盐水灌肠　　　　　　　　　　D.静脉滴注4℃等渗盐水

　　E.动脉快速推注4℃5%葡萄糖盐水

8.中暑环境降温时，室内温度宜控制在（　　）

　　A.15~20℃　　　　　　　B.15~22℃　　　　　　C.18~22℃

　　D.19~25℃　　　　　　　E.20~25℃

9.中暑降温治疗时，通常在1小时内使肛温降至（　　）

　　A.37℃　　　　　　　　　B.39℃　　　　　　　　C.38℃左右

　　D.37.5℃　　　　　　　　E.37~37.5℃

10.患者，男性，63岁，在烈日下曝晒2小时后感头晕、头疼、面部潮红、皮肤干燥无汗、脉搏细速。入院检查：体温40.5℃、脉搏122次/分、血压110/75mmHg，下列处理措施中欠妥的是（　　）

　　A.安置在通风阴凉处休息　　　　　B.环境降温

　　C.冰水浸浴　　　　　　　　　　　D.冰水擦浴

　　E.氧气吸入

✐ 课后笔记

_____

_____

_____

_____

_____

（闻　纯）

任务九　淹溺救护

👉 任务导入

情境案例：一位6岁的儿童，在池塘边玩耍时不慎跌入水中。被救起后，该儿童呼吸微弱，面色青紫，腹部膨隆，四肢冰冷。请问：这种情况应如何进行现场紧急处理？转到医院后该如何救护？

学习目标

知识目标：能说出淹溺的概念、救治与护理；知道淹溺的病因、发病机制及临床表现。

技能目标：可以及时、准确地识别淹溺，正确判断病情轻重并施以救治。

素质目标：具有"时间就是生命"的急救意识。

📖 知识回顾

● 相关知识 ●

1.淹溺（drowning）　又称溺水，是人淹没于水或其他液体中，由于液体、污泥、杂草等物堵塞呼吸系统或由于受强烈刺激（惊慌、恐惧、骤然寒冷等）造成反射性喉痉挛，引起窒息、缺氧，严重者呼吸、心脏停止而死亡。从水中救出后暂时性窒息，尚有大动脉搏动称为近乎淹溺（near drowning）。淹溺后窒息合并心脏停搏称为溺死（drown）。

2.病因

（1）不会游泳者意外落水、潜水意外、车船交通事故、洪涝灾害或投水自杀。

（2）游泳时间过长力气耗竭，或受冷水刺激发生肢体抽搐，或肢体被植物缠绕造成浮力下降而淹没于水中。

（3）在跳水时头撞硬物发生颅脑外伤致意识障碍。

（4）入水前过量饮酒或使用过量的镇静药物，或患有心脏、脑血管、癫痫及其他不能胜任游泳的疾病，或游泳时疾病急性发作。

3.发病机制　淹溺可分干性淹溺和湿性淹溺。

（1）干性淹溺　约占淹溺的10%，是人入水后，因受惊慌、恐惧、骤然寒冷等强烈刺激，引起反射性喉痉挛导致窒息，呼吸道和肺泡很少或无水吸入。

（2）湿性淹溺　占淹溺的90%左右，是人入水后，本能地屏气和挣扎，避免水进入呼吸道。但由于缺氧，被迫深呼吸，吸入大量水分充塞呼吸道和肺泡，阻滞气体交换，加重缺氧和二氧化碳潴留，造成严重缺氧、高碳酸血症和代谢性酸中毒。患者数秒钟后神志丧失，发生呼吸、心搏骤停。根据发生水域的液体介质不同，分为淡水淹溺和海水淹溺，具体的病理生理变化见表3-4。

表3-4　海水淹溺与淡水淹溺的病理生理特点比较

	淡水淹溺	海水淹溺
血容量	增加	减少
血液性状	血液稀释	血液浓缩
红细胞损害	大量	很少
血浆电解质变化	低钠、低氯、高钾、低蛋白血症	高钠、高钙、高镁血症
心室颤动	常见	极少发生
主要致死原因	急性肺水肿、脑水肿、心力衰竭、心室颤动	急性肺水肿、脑水肿、心力衰竭

1）淡水淹溺：淡水渗透压低，人体浸没于淡水后，水进入呼吸道影响通气和气体交换，损伤气管、支气管和肺泡壁的上皮细胞，并使肺泡表面的活性物质减少，引起肺泡塌陷萎缩，进一步阻滞气体交换，造成全身严重缺氧；低渗性液体很快通过呼吸道、肺泡进入血液循环，血容量剧增可引起肺水肿和心力衰竭，同时稀释血液，引起低钠、低氯和低蛋白血症。低渗液体使红细胞水肿、破裂，发生溶血，出现高钾血症和血红蛋白血症。高钾血症可使心搏骤停，过量的血红蛋白堵塞肾小管则引起急性肾衰竭。

2）海水淹溺：海水为高渗性液体，约含3.5%氯化钠、大量的钙盐和镁盐。海水进入呼吸系统后，导致血管内的液体或血浆大量进入肺泡内，引起急性肺水肿。此外，海水对肺泡上皮细胞和肺毛细血管内皮细胞的化学损伤作用促使大量蛋白质及水分向肺间质和肺泡腔内渗出，更易加重肺水肿，同时造成低血容量。高钙血症可导致心跳缓慢、心律失常、传导阻滞，甚至心脏停搏。高镁血症可抑制中枢和周围神经，导致骨骼肌无力、血管扩张和血压下降。

若不慎误入粪池、污水池和化学物贮槽时，其中的有毒生物、化学物刺激人体，还可引起皮肤和黏膜损伤、肺部感染以及全身中毒。

● 临床表现 ●

向陪同人员详细询问淹溺发生的时间、地点和水源性质以及现场施救情况，以指导急救。注意观察头部有无硬物撞击的痕迹以便及时诊治。溺死患者表现为神志丧失、呼吸停止及大动脉搏动消失，处于临床死亡状态。近乎淹溺患者的临床表现个体差异大，与溺水的时间长短、吸入水量多少、吸入水的性质及器官损害范围有关。

1.**症状**　近乎淹溺者可有头痛或视觉障碍、剧烈咳嗽、胸痛、呼吸困难、咳粉红色泡沫样痰。海水淹溺者口渴感明显，最初数小时可有寒战、发热。

2.**体征**　皮肤发绀，颜面青紫肿胀，眼球结膜充血，口鼻充满泡沫、泥沙、杂草等。近乎淹溺者常出现神经系统改变，如烦躁不安、昏迷、抽搐、肌张力增高等。呼吸浅快、不规则或停止。肺部布满湿性啰音，偶有喘鸣音。脉搏细速或不能触及、心律失常、心音微弱或消失。腹部膨胀，四肢厥冷。有时可合并骨折或头、颈部损伤。

● **辅助检查** ●

1.**血、尿检查**　白细胞轻度增高，淡水淹溺者血渗透压降低、溶血，血浆低钠、低氯、高钾血症，血和尿中出现游离血红蛋白。海水淹溺者血液浓缩，血钙、血镁增高，可出现轻度高钠、高氯血症。重者出现DIC的实验室检查指标。

2.**动脉血气分析**　约75%病例有明显混合型酸中毒；患者有不同程度的低氧血症、高碳酸血症。

3.**心电图检查**　常表现为窦性心动过速、非特异性ST段和T波改变，病情严重时出现室性心律失常、心脏传导阻滞。

4.**X线检查**　肺门阴影扩大和加深，肺间质纹理增粗，胸片常显示斑片状浸润，有时出现典型肺水肿征象。约20%病例胸片无异常发现。怀疑合并颈椎损伤时，应进行颈椎X线检查。

● **病情判断** ●

有确切的淹溺史和（或）伴有下列症状，如面部青紫肿胀、四肢厥冷、呼吸和心跳微弱或停止；口、鼻充满泡沫或污泥；腹部膨胀，胃内充满水呈胃扩张，即可诊断为淹溺。

📖 **任务实施**

● **救治原则** ●

淹溺的救治原则：脱离水面，畅通气道，心肺复苏，对症处理。

1.**现场救护**

（1）迅速将淹溺者救出水（或救上岸）　施救者保持镇静，尽可能脱去衣裤，尤其要脱去鞋靴，迅速游向淹溺者附近。从淹溺者背后接近，一手托其头或颈，将面部露出水面，或抓住腋窝仰游，将淹溺者救上岸。救护时应防止被淹溺者紧紧抱住。

（2）保持呼吸道通畅　将淹溺者救出水面后，迅速清除口鼻腔中的污物、分泌物及其他异物，保持呼吸道通畅。是否先做倒水处理仍有争议，但应注意：倒水时间应控制在1分钟以内，避免因倒水时间过长而延误心肺复苏的进行。倒水时注意使淹溺者头胸部处于低垂位置，以利于呼吸道、胃内积水流出。在倒水过程中谨防胃内容物吸入肺内。有义齿者取出义齿，将舌拉出，对牙关紧闭者，可先捏住两侧颊肌，然后再用力将口启开，松解领口和腰带，保持呼吸道通畅。

（3）心肺复苏　对无反应、无呼吸或昏迷患者应立即实施心肺复苏。

（4）迅速转送医院　搬运患者过程中注意有无头、颈部损伤或其他严重创伤，怀疑有颈部损伤者要给予颈托保护。转运途中注意保暖，救护不中断。

2.院内救护

（1）维持呼吸，循环功能　保持呼吸道通畅，给予高流量吸氧。根据情况行气管插管，必要时行气管切开，机械辅助通气。心跳恢复后，常有血压不稳定或低血压状态，需预防低血容量的发生。

（2）防治低体温　冷水淹溺者及时复温对预后非常重要。可酌情采用体外或体内复温措施。

（3）纠正水、电解质和酸碱失衡　淡水淹溺者，限制入液量，及时应用脱水剂防治脑水肿，适量补充氯化钠溶液、浓缩血浆和白蛋白。海水淹溺者，需及时补充液体，不宜选用氯化钠溶液，可用葡萄糖溶液、低分子右旋糖酐、血浆。注意纠正高钾血症及酸中毒。

（4）对症处理　及时处理骨折和外伤；积极防治肺部感染、脑水肿、急性肾衰竭等并发症的发生。

• 护理措施 •

1.输液护理　迅速建立静脉通路。淡水淹溺者，严格控制输液量及速度，适量补充2%~3%氯化钠溶液，从小剂量、低速度开始，防止短时间内进入大量液体，加重血液稀释和肺水肿。同时可补充浓缩血浆和白蛋白。海水淹溺者，出现血液浓缩症状的需及时补充液体，切忌选用氯化钠溶液，可遵医嘱选用5%葡萄糖溶液、低分子右旋糖酐、血浆。

2.复温护理

（1）被动复温　将患者置于温暖环境，换下湿衣裤，覆盖干爽的保暖毯。

（2）主动复温　应用热水袋、热辐射等加热装置进行体外复温，有条件者可采用体内复温法，如采用加温加湿给氧、加温静脉输液（43℃）等方法。复温速度要求稳定、安全，不宜过快，患者体温恢复到30~32℃即可停止复温。但重度低温患者复温速度应加快。

3.密切观察病情变化　严密观察淹溺者意识、生命体征的变化；保持呼吸道通畅，给予高流量吸氧，根据情况行气管插管并给予机械通气。监测中心静脉压、动脉压，根据监测结果调整输液。监测尿液的颜色、量、性状，准确记录出入量；观察有无咳痰，痰液的颜色、性状等。

4.防治并发症 根据患者病情选用强心、利尿剂减轻肺水肿，及时应用脱水剂防治脑水肿；也可应用肾上腺皮质激素防治脑水肿、肺水肿、急性成人呼吸窘迫综合征，同时可减轻机体的溶血反应。合理选用抗生素防治吸入性肺炎及肺部感染。注意纠正高钾血症，用碳酸氢钠纠正酸中毒。

5.心理护理 针对患者的具体情况，给予心理护理。为了取得患者的配合，向其解释各项护理措施的目的，消除其焦虑与恐惧心理；对自杀淹溺的患者应尊重其隐私，注意正确引导，提高其心理承受能力，同时做好其家属的思想工作，帮助患者消除自杀念头。

● 健康宣教 ●

对于从事水上作业或水中活动者，应经常进行游泳和水上自救、互救技能培训；入水运动前不要饮酒；有心脑血管疾病者、癫痫或服用镇静药物者避免游泳；外出洗澡或游泳前应了解所去的水域情况；儿童外出洗澡或游泳时应在家长陪伴下进行；对自杀淹溺者做好社会支持工作，消除其自杀念头。

📝 任务总结

_____

_____

_____

_____

_____

👨‍⚕️ 思政元素：珍惜生命

预防淹溺

夏季是淹溺事故的高发季节。据世界卫生组织（WHO）统计，全球每年约37.2万人死于淹溺，意味着平均每小时有40人因淹溺而丧失生命。在我国，据不完全统计，每年约有5.7万人因淹溺死亡，而淹溺事故是青少年意外伤害致死的"头号杀手"。

预防淹溺事故的措施：①有关部门根据水源地情况制定淹溺预防措施，包括安置醒目安全标识或警告牌、放置救生圈等，救生员经过专业培训后方可上岗；②对人群进行预防淹溺的宣传教育，儿童、老人、伤残人士避免单独接近水源，如有可能，从儿童期尽早开始进行游泳训练；③过饱、空腹、酒后、身体不适者避免下水或进行水上活动，游泳前做好热身运动、适应水温，减少抽筋和心脏病发作的概率，有活动性义齿者应取下，以免发生呛咳时落入食管和气管；④远离激流和漩涡，不逞能、不嬉闹，在游泳时如突感身体不适，如心慌、气短、眩晕等，应立即上岸休息或呼救；⑤普及心肺复苏术。

　　教导学生，珍惜生命，努力学知识、扎实练技能，向周围人员普及预防淹溺的措施及淹溺的急救处理。

目标检测

1.海水溺水患者经抢救成功，下列生化监测结果与病情不符合的是（　　）

　　A.高钠血症　　　　　　　B.高氯血症　　　　　　　C.高钙血症

　　D.高镁血症　　　　　　　E.高钾血症

2.评估溺水患者首要的步骤是（　　）

　　A.观察瞳孔大小　　　　　B.观察胸廓起伏　　　　　C.触摸颈动脉搏动

　　D.轻拍并大声呼唤溺水者　E.触摸股动脉搏动

3.淹溺者救护原则错误的是（　　）

　　A.迅速将患者救离出水　　B.立即恢复有效通气　　　C.心肺复苏

　　D.根据病情对症处理　　　E.首先考虑电击除颤

4.患者，女性，18岁，失足落入水中15分钟后被救出，呼之不应，胸廓无起伏。抢救该患者首要的步骤是（　　）

　　A.倒水处理　　　　　　　B.通畅气道　　　　　　　C.人工呼吸

　　D.心脏按压　　　　　　　E.紧急呼救

5.患者，男性，16岁，不慎跌入水库中。查体：体温36.8℃，表情淡漠，心率110次/分，血压110/70mmHg，心电图示窦性心律，偶发室性前期收缩，在给予氯化钠注射液静脉滴注治疗时，最合适的输液护理措施是（　　）

　　A.严密观察患者的神志及呼吸频率、节律、深浅度，判断呼吸困难程度

　　B.根据病情每15~30分钟监测血压、脉搏、呼吸一次

　　C.心理护理

　　D.保持呼吸道通畅

　　E.输液滴速从小剂量、低速度开始，避免短时间内大量液体输入，而加重血液稀释程度

课后笔记

_____

_____

_____

_____

_____

（闻　纯）

项目四　ICU救护

任务　呼吸机的临床应用

任务导入

情境案例：患者，男性，42岁，因车祸多发伤入院。急诊手术后带气管插管入ICU继续监测治疗。查体：呼吸33次/分，血压94/70mmHg，心率112次/分，血氧饱和度79%。医嘱：呼吸机辅助治疗。请问：如何正确使用呼吸机以维持该患者的呼吸？

学习目标

知识目标：能根据案例说出呼吸机使用时病情观察的要点及注意事项。

技能目标：能熟练地应用呼吸机以维持患者的呼吸。

素质目标：具有"时间就是生命"的急救意识，能描述人文关怀、团结协作在ICU救护中的重要性。

知识回顾

● 相关知识 ●

机械通气是指利用人工方法或机械装置来代替、控制或改变患者自主呼吸，以达到维持气道通畅、增加通气量、改善气体交换、减少呼吸肌做功、保持一定肺容积等目的一种通气方式。

1.适应证

（1）低氧血症（$PaO_2<60mmHg$ 或氧合指数小于150）。

（2）肺泡通气量不足（肺活量小于15ml/kg；潮气量小于正常的1/3）。

（3）呼吸急促（RR>30~35次/分）或呼吸过慢（RR<5次/分）。

（4）VD/VT>0.6。

（5）最大吸气负压小于25cmH₂O。

2.禁忌证　机械通气的禁忌证是相对的，张力性气胸或纵隔气肿未引流前、肺大泡和肺囊肿、大咯血呼吸道积血、急性心肌梗死、大量胸腔积液、误吸导致的呼吸衰竭、休克未补充血容量前，需先行必要处理再行机械通气。

📖 任务实施

• 评估 •

患者的姓名、性别、年龄、体重及病情，患者生命体征、治疗情况；人工气道管道有无松动等；呼吸机性能；病房内供氧、供气、供电设施是否与呼吸机吻合。

• 准备 •

呼吸机，无菌盘内备灭菌后在有效期内的呼吸机管路、延长管、湿化瓶、集水杯、滤纸，灭菌注射用水，模拟肺等。床旁常规备有吸引、吸氧装置和用物以及简易呼吸器。

• 实施 •

1.**安装**　连接呼吸机电源、氧气源、空气装置。

2.**连接呼吸机管路**　湿化瓶内加灭菌注射用水于最高线和最低线之间，装于呼吸机上。呼吸机出气端口接短连接管至湿化瓶，后湿化瓶上接连接管、集水杯、连接管到"Y"接口一短端，"Y"接口另一短端接连接管、集水杯、连接管最后接回呼吸机回气端口。"Y"接口长端接延长管、模拟肺，调节湿化温度，一般为34~36℃。

3.**选择呼吸机工作模式**　根据患者的病情，可选择控制通气、辅助通气、呼气末正压通气、间歇强制指令通气及压力支持通气等。

4.**调节呼吸机参数**　根据呼吸机型号及患者的病情合理调节分钟通气量、潮气量、频率、吸气与呼气时间比值、通气压力、触发灵敏度、吸气流量及形态、氧浓度等参数。

5.**设置呼吸机报警参数**　不同呼吸机报警系统参数不同，要参照说明书及上述各项参数和患者临床病情设置适宜的报警参数。

6.**试运行呼吸机**　观察呼吸机、模拟肺运行情况。

7.**连接患者**　主要与面罩，气管插管、气管切开等人工气道连接。

8.**观察记录**　密切观察患者病情，及时处理各种异常及报警情况。

9.**呼吸机的撤离**　当出现以下情况时可考虑脱机。

（1）导致患者呼吸功能衰竭的原发疾病已解除。

（2）患者呼吸功能改善，自主呼吸能力较强，自行排痰能力增强。

（3）患者意识清楚，一般情况良好，生命体征稳定。

（4）血气分析结果基本正常。

● 整理 ●

1.密切观察病情 严密观察患者的呼吸情况，如无自主呼吸、呼吸频率、胸廓起伏、自主呼吸与机械呼吸是否协调等。定时监测血气分析，并综合分析结果，判断机械通气的治疗效果，实时调整呼吸机参数。及时处理各种呼吸机报警和人机对抗。

2.做好气道管理 妥善固定人工气道，保持气道通畅、加强气道湿化，保持无菌操作，及时清除气道分泌物，注意观察患者痰液的颜色、性状和量。

3.加强基础护理 帮助患者定时翻身拍背，加强口腔护理等。

4.安全护理 对于烦躁不能配合的患者要谨防拔管。给予适当的约束，必要时使用镇静剂。

5.撤离呼吸机 在撤离呼吸机过程中，如遇患者烦躁不安，自主呼吸频率加快，心动过速，SaO_2、PaO_2下降，$PaCO_2$升高都是不能耐受的表现，应当停止或减慢撤机过程，或及时采用鼻塞PAP，或提高吸氧浓度。

📖 任务评价

项目		内容	分值	扣分
操作前	用物准备（20分）	• 呼吸机，呼吸机管道、延长管等（或一次性呼吸机管路），湿化罐或人工鼻，模拟肺，密闭式吸痰管，简易呼吸器。多功能插座、氧气源、空气源	20	
呼吸机使用	呼吸机管道连接及开机（17分）	• 连接电源	2	
		• 连接氧气，空气装置	2	
		• 连接呼吸机管道	2	
		• 与呼吸机相接	2	
		• 与模拟肺相接	2	
		• 开启稳压电源器	2	
		• 开启呼吸机	1	
		• 检查呼吸运转是否正常	2	
		• 检察管道是否漏气	2	
	呼吸机参数设置（25分）	• 设置呼吸机模式	3	
		• 设置呼吸机参数，口述各参数正常值范围（潮气量、呼吸频率、吸气流速、触发灵敏度、呼吸末正压和压力支持等）	10	
		• 设置低压报警	3	
		• 设置高压报警	3	
		• 设置低分钟通气量	3	
		• 设置高呼吸频率报警	3	

续表

项目		内容	分值	扣分
呼吸机使用	观察并记录患者病情（10分）	• 生命体征（心率、呼吸、氧饱和度、血压）	2	
		• 面色，神志，末梢循环	2	
		• 病情变化及时通知医生，及时调整呼吸机参数	2	
		• 做好护理记录	4	
	报警处理（口述）（8分）	• 低压报警常见原因及其处理	2	
		• 高压报警常见原因及其处理	2	
		• 低分钟通气量报警常见原因及其处理	2	
		• 高呼吸频率报警常见原因及其处理	2	
操作后	撤机（20分）	• 断开呼吸机管道与病人的连接	2	
		• 关闭呼吸机电源	2	
		• 关闭稳压电源	2	
		• 拔除电源、氧气源	4	
		• 终末处理（口述）	10	
得分				

📝 任务总结

_____

_____

_____

_____

_____

👤 思政元素：人文关怀

"辛"与"心"的距离有多远

　　ICU，没有与患者家属的直面交流，医护人员却每时每刻都在用自己的职业操守与道德良心去工作的场所；ICU，长达24小时生命与病魔"抗战"，却容不得半点含糊的地方；ICU，医院最严重的病区，四处充满被病魔笼罩的地方；ICU，患者的坚强和医护人员专心去奏响生命奇迹乐章的地方……"护士小姐，我可以喝水么？"颤巍巍的声音从床边传来，透过不断跳动的监测数据，一个瘦弱不堪的老者映入我的眼帘。她哀伤的眼神，让这个疲惫的面容更加令人揪心。喝水！可是未满六小时的监测，我该怎么办？我连忙抓起棉球，蘸温水轻擦她的嘴唇，泪水忽地一下从她的眼角涌出，"谢……谢……"简直不敢想象是怎样才挤出的话，如此的轻，如此的轻。我的耳朵顿时暖暖的，一股暖流涌入心田。一个举手之劳的举动，却让在生命边缘的人如此感激。

"辛"与"心"的距离有多远？夜幕来临，老师们仔细地记录病情，给予必要的护理措施，观察变化；天晓归来，老师们耐心询问病情，不知疲倦时刻"战斗"，做着各项操作。要问为何？只是出于心对生命的尊重。不知辛苦，只凭对的起自己的良心。

这节选自一篇我校实习生的感悟月记：在危重病房，患者病情危重、没有家属陪护，护士工作繁忙、事无巨细，作为一名实习生，强忍工作的艰辛，而在监护、治疗的同时，不忘用心去温暖患者，尊重患者的生命价值和人格尊严！榜样的力量，激励着学生爱岗敬业，不忘学医的初心！

目标检测

1. 正常成人血液中的 pH 为（　　）

A. <6.8　　　　　　　　　B. 6.8~7.35　　　　　　　C. 7.35~7.45

D. 7.45~7.8　　　　　　　E. >8

2. 动脉血氧分压正常值为（　　）

A. <60mmHg　　　　　　　　　　　　B. >80mmHg

C. 35~45mmHg　　　　　　　　　　　D. >50mmHg

3. 动脉血二氧化碳分压正常值为（　　）

A. <60mmHg　　　　　　　　　　　　B. >80mmHg

C. 35~45mmHg　　　　　　　　　　　D. >50mmHg

4. Ⅰ型呼吸衰竭时动脉血氧分压为（　　）

A. <60mmHg　　　　　　　　　　　　B. >80mmHg

C. 35~45mmHg　　　　　　　　　　　D. >50mmHg

5. Ⅱ型呼吸衰竭时动脉血二氧化碳分压为（　　）

A. <60mmHg　　　　　　　　　　　　B. >80mmHg

C. 35~45mmHg　　　　　　　　　　　D. >50mmHg

6. 经人工气道吸痰前，一般给予100%纯氧吸入（　　）

A. 1~2分钟　　　　　　　　B. 2~3分钟　　　　　　　C. 3~5分钟

D. 4~6分钟　　　　　　　　E. 5~6分钟

7. 为使用呼吸机的患者吸痰，发现痰液黏稠不易吸出，以下处理措施中错误的是（　　）

A. 扣拍胸背部　　　　　　　B. 增加负压吸引力　　　　C. 滴入吸痰药物

D. 滴入生理盐水　　　　　　E. 雾化吸入

✎ 课后笔记

_____

_____

_____

_____

_____

（闻　纯）

项目五　综合技能救护

任务一　院前急救综合技能案例模拟实训

情境案例： 国道上一辆货车与一摩托车相撞，致一名成年男性受伤，救护人员赶到现场检查后发现，受伤者已无意识，大动脉搏动消失，呼吸呈喘息状，口咽部未见明显异物及出血，左前臂可见约16cm的外伤且不停地流出鲜红色血液；左下肢小腿畸形且有大量的淤血、瘀斑，不能排除骨折。

📖 学习目标

知识目标： 能根据案例说出抢救的顺序、流程、要点及注意事项。

技能目标： 能熟练地应用院前急救知识与技能进行现场救护，并提高团队协作意识。

素质目标： 具有"时间就是生命"的急救意识，能描述团结协作在现场救护中的重要性。

📚 知识回顾

• 相关知识 •

1.院前急救的原则　院前急救的核心内容是抢救生命、缓解症状、稳定病情和安全转送。

（1）先救命后治伤　院前急救的目的是在入院前最大限度地维护和保障患者的生命，在救治措施上一定要遵循"救命第一，保护器官第二，恢复功能第三"的原则。

（2）先重伤后轻伤　在急救时应先抢救危重者，后抢救较轻者，从而提高生存率、降低伤残率，达到最大的救护效果。

（3）先止血后包扎　遇到大出血又有较大伤口和创面的患者时，应先用各种方法止血，再消毒包扎伤口，否则患者会因失血过多而出现更严重的并发症或危及生命。

（4）先复苏后固定　遇有呼吸、心搏骤停又有骨折者，应先用口对口人工呼吸和胸外心脏按压等技术进行心肺脑复苏，直到心跳呼吸恢复后，再固定骨折。

（5）先固定后转运　遇到脊柱受伤或骨折患者时，应先用合适的材料临时外固定，然后再转运，这样可以止痛并且避免骨折端在转运时移动而损伤软组织、血管、神经或内脏。

📖 任务实施

• 评估 •

1.**评估环境**　首先评估周围环境，将患者移至相对安全环境。

2.**评估伤情**

（1）判断意识、气道、呼吸和大动脉搏动：施救者若为专业人员，触摸患者颈动脉有无搏动的同时"一听、二看、三感觉"判断呼吸；非专业人员直接观察胸廓有无起伏判断呼吸。判断时间5~10秒。

（2）快速评估患者其他伤势。

3.**立即呼救**　确认意识丧失后立即呼救，拨打"120"、启动EMSS，获取AED。

• 准备 •

心肺复苏模拟人1个、无菌纱布数块、便携面罩1个、动脉止血带1根、衬垫毛巾数个、绷带1个、小腿夹板一对、三角巾4个。

• 实施 •

1.**护士1、2双人实施现场心肺复苏术**

（1）护士1　站在患者肩颈右侧，并如下操作。

1）患者体位：迅速将患者置于平地上，仰卧位，使其头、颈、躯干成一直线，双手放于躯干两侧，身体没有扭曲。解开其衣领、松开腰带，暴露胸部。

2）胸外心脏按压"C"

a.按压部位：两乳头连线中点。

b.按压姿势与方法：施救者两掌跟交叠置于按压点，上半身前倾，腕、肘、肩关节伸直，双上肢绷紧垂直于患者胸壁，两手手指交叉紧扣、翘起、脱离胸壁，以髋关节为支点，利用上半身重量垂直向下用力按压，随后放松使胸廓自行复位。按压与放松的时间相等，按压连续、有规律。

c.按压深度：胸廓前后径的1/3，即5~6cm。

d.按压频率：100~120次/分，连续按压30次（15~18秒内）。

（2）护士2　位于患者头侧，并如下操作。

1）开放气道"A"

a.清除呼吸道异物：检查患者颈部无损伤，将患者的头偏向一侧，检查患者口腔有无异物及活动性义齿。如有，可将纱布缠在手指上清除口腔异物、取出活动性义齿。

b.持续保持气道开放：仰头举颏法或双下颌上提法开放气道并持续保持。

2）人工呼吸"B"：口对口人工呼吸，简单易行、潮气量大，是呼吸复苏的首选方法。连续吹气2次。单纯的人工呼吸频率为6秒/次，每次吹气量为500~600ml。注意：①口对口人工呼吸成功的三个前提条件为气道充分打开、鼻孔捏紧、施救者的口包紧患者的口不漏气；②人工呼吸成功的标志是患者胸部抬起。

护士1连续30次的胸外心脏按压后，护士2吹气2次，如此反复进行，5个循环后评价。

3）评价：如前评估时的方法一样，评估脉搏和呼吸，可触及大动脉搏动、观察到自主呼吸，说明复苏有效；若仍无脉搏、无呼吸，继续CPR。

2.护士3实施现场止血、包扎和固定术　护士3位于患者左侧，并如下操作。先止血：评估伤者出血部位、出血量、出血速度等，初步估计大血管损伤出血，选择止血带止血法，在上臂上1/3处垫衬垫扎止血带，评价止血效果，检查末端血液循环情况，记录止血开始时间，定时松止血带。再包扎：加压包扎法止血包扎伤口。固定：选择超过膝踝关节的支撑物（如夹板），在关节处垫衬垫，固定疑似骨折的小腿，注意保证远端肢体血液循环情况。

● 整理 ●

操作结束后，为患者安置复苏体位，密切观察病情，尽快送医院进一步生命支持；整理操作用物，记录抢救过程等。

📖 任务评价

项目	内容	分值	扣分
心肺复苏（26分）	• 正确识别心搏骤停，快速评估其他伤情	2	
	• 正确安置复苏体位	2	
	• 胸外心脏按压部位、方法姿势正确，深度达5~6cm，频率100~120次/分，按压与放松比1：1	6	
	• 开放气道前准备工作齐全、正确，开放气道方法选择正确，手法到位	5	
	• 吹气手法正确，潮气量500~600ml，吹气1秒	6	
	• 按压吹气比30：2，正确完成5个循环，复苏效果评价正确	5	

续表

项目	内容	分值	扣分
止血 （16分）	• 检查出血部位、出血量、出血速度	2	
	• 根据评估情况、现场条件，选择合适的止血法	2	
	• 在止血部位皮肤上垫衬垫，部位正确	2	
	• 手法正确	4	
	• 松紧适宜（止血带止血以刚好使远端动脉搏动消失为宜）	2	
	• 橡皮带止血法注明时间标签（要求30~60分钟放松一次，每次1~2分钟）	2	
	• 评价肢体末端温度、感觉、血液充盈时间等	2	
包扎 （16分）	• 包扎方法选择正确	3	
	• 包扎手法正确、方向正确（远心端到近心端）	3	
	• 包扎松紧适宜、起到固定敷料、保护伤口的目的	5	
	• 整体绷带包扎外观符合要求：蛇形包扎法间距规则，各周无遮盖；螺旋形包扎法、螺旋反折包扎法各周间距平行，反折部位不在相同部位成一条直线；回返包扎法绷带缠绕平整	5	
固定 （16分）	• 骨折的判断正确	3	
	• 夹板选择正确	3	
	• 骨隆突出处垫有衬垫	3	
	• 手法正确	4	
	• 松紧适宜	3	
搬运 （16分）	• 搬运方法正确	4	
	• 转移到担架过程中搬运正确、安全	6	
	• 担架或平车搬运正确且注意安全	6	
综合 评价 （10分）	• 用物准备齐全，操作规范，终末处理正确，分清首优、次优问题，团队合作能力强	10	
得分			

✍ 任务总结

_____

_____

_____

_____

_____

👨‍⚕️ **思政元素：救死扶伤、团队协作**

盐城马拉松两例心搏骤停，一生一死

2020年10月25日，在一场马拉松赛事中，有两名全马男子先后发生心搏骤停，昏迷倒地，其中在一位老年昏迷患者旁边跑步的正是该市红十字会党组书记，她立即对老人进行心肺复苏，并使用AED急救，挽救了跑者的生命。而另外一名较年轻的昏迷者就没有这么幸运了，他身边没有能够正确实施救护的人员，生命就在一分一秒中流逝了。

这是一个关于救死扶伤最有人说服力的故事：同样是因跑马拉松导致心肺功能负荷过重而发生心搏骤停，一位是正值青壮年的年轻小伙，一位是白发苍颜的老者，年龄悬殊，本来年轻者更有生的希望……

视救死扶伤为己任、通过及时的心肺脑复苏术和团队协作拯救了患者生命。这是一个发生在我们身边的真实故事，体现了正确且及时院外急救的重要性，引导学生热爱生命、尊重生命，救死扶伤和注重救护中团队协作，鼓励学生接过前辈手中的蜡烛，传递爱的力量。

目标检测

1.以下情况的首优问题是（　　）

    A.没有反应、没有呼吸、没有脉搏　　　　B.头破血流

    C.大腿畸形，患者疼痛喊叫　　　　D.伤员口渴难忍

    E.伤员上臂被炸掉

2.院前急救原则不正确的是（　　）

    A.先救命，后治伤　　　　B.先重伤，后轻伤　　　　C.先止血，后包扎

    D.先复苏，后固定　　　　E.先转运，后固定

3.心搏骤停的临床表现不包括（　　）

    A.意识突然丧失，或伴有短暂的抽搐

    B.大动脉搏动消失，血压测不出

    C.呼吸断续或呈叹息样，随后停止

    D.瞳孔散缩小或固定，对光无反射

    E.面色、口唇、甲床、皮肤等呈苍白或青紫

4.成人心肺复苏，双人施救时按压与呼吸比是（　　）

    A. 5∶1　　　　B. 15∶1　　　　C. 15∶2

    D. 30∶1　　　　E. 30∶2

5.心肺复苏时胸外心脏按压的部位是（　　）

　　A.剑突　　　　　　　　B.胸骨上段　　　　　　C.胸骨中段

　　D.胸骨下段　　　　　　E.左侧肋骨

✎ 课后笔记

（谭祥娥）

任务二　院内急救综合技能案例模拟实训

👉 任务导入

情境案例：患者，男性，63岁，行胃癌根治术后入重症监护室，行心电监护，监护仪显示：脉搏108次/分，呼吸20次/分，血压80/50mmHg，腹部压痛、反跳痛明显。5小时后患者突然意识丧失，大动脉搏动消失，ECG示心室颤动心律。请问：小组成员应如何进行救护？

📖 学习目标

知识目标：能根据案例说出抢救的顺序、流程、要点及注意事项。

技能目标：能熟练地应用院内急救知识与技能进行救护，并提高团队协作意识。

素质目标：具有时间就是生命的急救意识，能描述团结协作在现场救护中的重要性。

📚 知识回顾

● 相关知识 ●

1.急诊科的任务

（1）急诊　急诊科接待和处理日常急救就诊的各种患者，24小时开放随时接诊。

（2）急救　对于各种急、危、重症患者的抢救、诊疗、病情观察是急诊科的重要任务。

（3）转运　急诊患者经初步处理后，根据专科特点运送至各病区、监护室、手术室、导管室、输液室等。需要转外院的患者先与对方医院联系，妥善安排"120"救护车，转运患者做到无缝衔接，保证患者安全。

（4）突发公共事件的救援　当突发公共事件时，急诊科医护人员应服从组织安排，尽最大努力参加救援活动。

（5）急救护理的科研、教学与培训　对急诊专科护士进行培训，加快急诊人才的成长，是提高急诊护理质量的重要手段，也是参加急诊建设的关键，是急诊科的常年任务。

2.ICU的任务
是利用先进的监护设备和治疗手段，为危重症患者提供系统、及时、动态的生理功能监测及支持治疗，早期发现病情变化的征象并及时予以治疗，以防多器官功能障碍综合征的发生。

任务实施

· 评估 ·

1.评估环境　首先评估患者周围环境，确保环境安全。

2.评估伤情　发现心电监护仪显示患者心电图呈心室颤动波形，立即轻拍重喊，判断意识，触摸患者颈动脉有无搏动的同时判断呼吸，判断时间5~10秒。

3.立即呼救　确认患者心搏骤停后，立即呼救，启动EMSS，准备抢救车和除颤仪。

· 准备 ·

心肺复苏模拟人1个、简易呼吸器1个、除颤仪1台、导电膏1瓶。

· 实施 ·

1.护士1、2实施院内心肺复苏术

（1）护士1　进行胸外心脏按压，操作同任务一院前急救综合技能案例模拟实训。

（2）护士2　进行人工呼吸，并如下操作。

1）准备：简易呼吸器，检查性能良好，卸掉床头栏杆，护士位于患者头位。

2）开放气道"A"：清除呼吸道异物（同任务一院前急救综合技能案例模拟实训）。

3）人工呼吸"B"：院内常用简易呼吸器代替口对口人工呼吸，左手用"CE"手法固定面罩于患者口鼻并维持气道开放，右手以一定幅度和频率挤压气囊球，单纯的人工呼吸频率为6秒/次，每次吹气量为500~600ml，过程中观察患者有无胸部抬起。

连续30次的胸外心脏按压后，简易呼吸器挤压2次，如此反复进行，5个循环为一个周期。无论单人操作还是双人操作，成人胸外心脏按压与人工呼吸之比均为30：2。

4）评价：同任务一院前急救综合技能案例模拟实训。

2.护士3电除颤　插电源，开机，取下两电极板涂抹适量的导电膏，选择双向波能量200J，充电，两电极板分别放于右侧锁骨下方和心尖部（左腋前线5~6肋间），以一定的力量下压，嘱所有人离开床边，按放点按钮放电，观察患者心电波形变化。

对心室颤动患者最有效的急救措施是电除颤，所以在发现患者出现心室颤动波形后，一名护士应第一时间去准备除颤用物，做好除颤准备工作后，无论心肺复苏进行到哪一个步骤，都要立即进行除颤，以提高抢救成功率。

3.护士4开放静脉通路，遵医嘱用药　在抢救过程中的用药一般执行口头医嘱，注意复述，双方确认无误后执行，并保留药瓶。

4.护士5记录　记录抢救开始的时间、具体抢救措施落实的时间等。

● 整理 ●

复苏成功后，为患者安置复苏体位，密切观察病情，进行进一步生命支持；整理操作用物，补写抢救记录等。

📖 任务评价

项目	内容	分值	扣分
素质要求（2分）	• 服装整齐，仪表端庄	2	
用物准备（2分）	• 用物准备齐全	2	
心电监护（28分）	• 电极片粘贴正确，能正确显示心电波形和心率	10	
	• 血氧饱和度电极放置正确，能正确显示氧饱和度	5	
	• 血压袖带放置正确，能正确显示血压	5	
	• 报警设置正确	8	
心肺复苏（23分）	• 胸外心脏按压部位、方法姿势正确，深度达5~6cm，频率100~120次/分，按压与放松比1：1	10	
	• 开放气道方法选择、辅助呼吸操作正确且有效（详见简易呼吸器）	8	
	• 按压与通气比30：2、判断复苏有效的指标全面且正确	5	
简易呼吸器（10分）	• 开放气道方法选择正确且有效	5	
	• 手法正确，潮气量500~600ml，频率10次/分，吸呼比1：1.5~2	5	
除颤（25分）	• 能正确识别心室颤动，摆放体位正确	5	
	• 导电胶涂抹正确	5	
	• 能量选择正确，充电至所需水平（200J）	5	
	• 电极板置于病人胸部正确部位（分别置于心尖部和心底部），紧贴皮肤并稍施以压力	5	
	• 嘱周围人员离开床旁、放电	5	
综合素质（10分）	• 操作连贯、熟练、有效，能体现对患者的关怀，用物处理正确	10	
得分			

✍ 任务总结

_____

_____

_____

_____

_____

👨‍⚕️ 思政元素：时间就是生命、团队合作

午夜惊魂五分钟

2019年4月17日晚，市立医院内科张护士度过了一个不平凡的小夜班。23∶55分，张护士开始与大夜班护士进行床边交接，当走到3床一位有心肌梗死病史的患者面前时，听不到以往熟睡的鼾声，呼唤患者也没有反应，这让张护士立马紧张起来，她快速打开床头灯，发现患者面色苍白，她立即用熟练的手法检查患者的呼吸和颈动脉搏动，没有生命迹象……张护士立即反应，请大夜班护士去推抢救车、除颤仪，家属去值班室通知医生到场，张护士自己则第一时间开始了心肺复苏。4个循环之后，"除颤仪准备好了，所有人闪开，立即除颤！"大夜班护士说道。此时，医生也赶到现场，"肾上腺素1mg静脉推注"，医生下达了口头医嘱，"肾上腺素1mg静脉推注"，护士复述道……

5分钟后，患者终于出现了生命迹象，心率、血压趋于平稳，已经到小夜班下班时间了，但张护士知道自己还不能走，有大量的后续工作需要去做，上心电监护、补写抢救记录、处理该患者的医嘱、病情观察、上各种治疗，以及还没有完成的交接班工作……

这是一个不平凡的夜晚，也是一名护士的工作日常。在抢救患者时，张护士的反应速度和团队能力很值得我们学习，在黄金抢救4分钟的时间里，争分夺秒，从死神手里救回了患者生命。

1.简易呼吸器固定在患者口鼻处的方法为（　　）

    A. CE手法   B.双手固定   C."C"字形固定

    D.手掌固定   E.食指固定

2.成人吸呼比为（　　）

    A. 1：1   B. 1：（1~1.5）   C. 1：（1.5~2）

    D. 1：（2~2.5）   E. 1：（2.5~3）

3. CPR胸外心脏按压深度为（　　）

    A. 4~5cm   B. 5~6cm   C. 4~6cm

    D. <5cm   E. >6cm

4.成人双向波电除颤能量为（　　）

    A.从小能量开始递增   B. 360J   C. 180J

    D. 300J   E. 200J

5.心电监护仪在临床使用过程中，经常不使用的检测探头是（　　）

    A.心率   B.呼吸   C.体温

    D.血压   E.血氧饱和度

✎ 课后笔记

_____

_____

_____

_____

_____

（谭祥娥）

参考文献

［1］熊彦，魏志明.急危重症护理［M］.2版.北京：人民卫生出版社，2020.

［2］张荣，李钟峰.急危重症护理［M］.2版.北京：中国医药科技出版社，2019.

［3］马可玲.危重症护理学［M］.北京：科学技术文献出版社，2017.

［4］张波，桂莉.急危重症护理学［M］.4版.北京：人民卫生出版社，2019.

［5］美国心脏协会.基础生命支持［M］.杭州：浙江大学出版社，2021.

［6］秦召敏，廉莹.急危重症护理［M］.北京：中国医药科技出版社，2021.